CHIRURGIE ORTHOPÉDIQUE ASSISTÉE PAR ORDINATEUR

Dépot légal : octobre 2008
I.S.B.N. : 978 2 84023 589 7
EAN : 9782840235897

Imprimé en France

CHIRURGIE ORTHOPÉDIQUE ASSISTÉE PAR ORDINATEUR

ASPECTS PRATIQUES ET TECHNIQUES

TOME I : CHIRURGIE DU GENOU

PTG, PUC, LCA ET OSTÉOTOMIES

Sous la direction de
Philippe MERLOZ ET Jocelyne TROCCAZ

sauramps medical
11, boulevard Henri IV
34000 Montpellier
www.livres-medicaux.com

Tome II - Épaule et Hanche

Tome III - Rachis et traumatismes

TABLE DES MATIÈRES

LES AUTEURS

DUBRANA Frédéric
CHU de La Cavale Blanche – Boulevard Tanguy-Prigent – 29220 BREST

GERARD Romain
CHU de La Cavale Blanche – Boulevard Tanguy-Prigent – 29220 BREST

JENNY Jean Yves
Centre de Traumatologie – 10 avenue Baumann – 67400 ILLKIRCH GRAFFENSTADEN

JULLIARD Rémi
Le Vial – Herbeys – 38320 EYBENS

LEFEVRE Christian
CHU de La Cavale Blanche – Boulevard Tanguy-Prigent – 29220 BREST

MERLOZ Philippe
Service d'Orthopédie Traumatologie – C.H.U Albert Michallon – B .P 217 – 38043 GRENOBLE Cédex 9

PLAWESKI Stéphane
Service d'Orthopédie et de Traumatologie du sport – Hôpital Sud – Avenue de Kimberley – 38130 ECHIROLLES

SARAGAGLIA Dominique
Service d'Orthopédie et de Traumatologie du sport – Hôpital Sud – Avenue de Kimberley – 38130 ECHIROLLES

STINDEL Eric
CHU de La Cavale Blanche – Boulevard Tanguy-Prigent – 29220 BREST

TROCCAZ Jocelyne
Directeur de Recherche – CNRS UMR 5525 – Equipe GMCAO – Laboratoire TIMC IMAG – Université Joseph Fourier – Institut d'Ingénierie de l'Information de Santé (I3S) – Faculté de Médecine – 38706 LA TRONCHE Cédex

CHIRURGIE DU GENOU ASSISTÉE PAR ORDINATEUR

Philippe Merloz et Jocelyne Troccaz

C'est au début des années 1990 que commence l'aventure clinique et technique de l'assistance du geste opératoire dans la chirurgie du genou grâce à l'informatique. Le remplacement prothétique du genou assisté par ordinateur est devenu une réalité clinique deux à trois ans après la chirurgie naviguée du pédicule vertébral (1995), [1]. A l'époque, cette technique ne concernait que la prothèse totale du genou (PTG), mais elle s'est étendue rapidement à d'autres indications : la prothèse unicompartimentaire (PUC), les ostéotomies « près du genou » et les ligamentoplasties du ligament croisé antérieur (LCA).

Trois centres à travers le monde ont participé au développement de l'arthroplastie totale du genou et ils ont démarré à peu près en même temps leurs premiers essais cliniques : Antony Di Gioia à Pittsburgh avec le système « KneeNav™ » [2], Dominique Saragaglia à Grenoble [3], puis David Stulberg à Chicago [4] avec le système « Orthopilot™ ».

À la fin des années 90, deux principes de navigation étaient appliqués pour l'arthroplastie totale du genou : le principe de la navigation à base TDM (« KneeNav™ », « MediVision™ », « Orthosoft™ ») et celui basé sur des données cinématiques pures (« Orthopilot™ »), [5] qui enregistrait les centres de rotation de la hanche, du genou et de l'articulation tibio-talienne pour définir l'axe frontal optimal du membre inférieur.

Très rapidement, et dès le début des années 2000, les systèmes de navigation à base cinématique ont pris le pas sur les systèmes de navigation à base TDM pour des raisons pratiques : il n'y avait pas de scanner à réaliser en pré-opératoire et pas de recalage per-opératoire (avec tous les inconvénients que peut générer cette technique de fusion d'images). Actuellement plus de 80% des systèmes en service sont des appareils dotés d'un logiciel de navigation sans imagerie [6,7]. Il n'y a pas de différence significative entre les deux systèmes (à base TDM et sans imagerie) en matière de précision pour la chirurgie du genou [6,7].

Au tout début des années 2000, le concept du « Bone Morphing™ » [8] a été ajouté au logiciel de navigation purement cinématique. Il permettait d'avoir un marquage de surface à partir d'un modèle statistique déformable et donc d'approcher le plus possible la réalité anatomique ce que ne pouvait faire un système à base cinématique. Il faut rendre hommage à l'équipe du laboratoire TIMC (université Joseph Fourier, Grenoble) d'avoir su s'entourer des ingénieurs [8] qui ont mis au point le premier système de marquage de surface. Depuis, pratiquement tous les systèmes de navigation se sont équipés d'un logiciel de marquage de surface.

Pendant les années 90 et parallèlement à la chirurgie assistée des prothèses totales de genou qui commençait son déploiement, divers laboratoires travaillaient à l'élaboration de logiciels susceptibles d'aider le chirurgien dans son travail technique de réalisation des ostéotomies tibiales hautes, de la chirurgie de remplacement du ligament croisé antérieur et des prothèses unicompartimentaires.

Ainsi, pour chaque application, un véritable défit technique doublé d'un défit clinique voyait le jour : d'un coté les chercheurs (Jacques Demongeot, Philippe Cinquin, Jocelyne Troccaz, Stéphane Lavallée pour ne citer qu'eux), [1,8,9]. Ils ont véritablement contribué à l'introduction de l'informatique dans nos champs opératoires. De l'autre les cliniciens : Dominique Saragaglia [3] a ouvert une voie pionnière dans le domaine de l'arthroplastie totale du genou assistée par ordinateur. Rémi Julliard [10] a été à l'origine du concept de chirurgie anatomomètrique du remplacement du ligament croisé antérieur et ceci dès les années 1996/1998. L'école Brestoise et Éric Stindel [11]ont grandement participé à la mise au point du logiciel de navigation des ostéotomies hautes du tibia et Jean Yves Jenny [12] a rapidement démontré que les systèmes de navigation associés aux techniques de chirurgie minimale invasive et notamment aux techniques de mini voie d'abord étaient intéressants car l'informatique permet de redonner au chirurgien l'information qu'il perd lorsqu'il travaille en mini abord.

Dans un avenir proche le double défit technique et clinique va s'orienter vers la mise en œuvre de techniques de recalage à partir de trains d'ondes échographiques (echomorphing™). Cette technologie va véritablement inaugurer la réalisation de gestes per-cutanés [13]. Les ostéotomies et la chirurgie du LCA en seront certainement les prochains bénéficiaires.

Le distracteur informatisé (pneumatique) est déjà testé au laboratoire [14]. Seule son industrialisation manque aujourd'hui. L'équilibre de la balance ligamentaire reste encore la pierre angulaire de la réussite d'une PTG comme le précisaient encore récemment Ilyas et collaborateurs [15].

Après la disparition des robots « dinosaures » dérivés des robots industriels (Robodoc, Caspar) au tout début des années 2000, voila que réapparaissent de nouveaux systèmes robotisés (2007-2008). Ils sont miniaturisés et travaillent selon deux concepts [16] : la sécurité passive [17] (Guidage de la main du chirurgien, pour un fraisage par exemple, selon un programme pré-défini à l'avance sur une base TDM, avec possible utilisation pour les PTG et PUC) et les robots dits « bone mounted » qui fixés sur l'os a proximité de la zone de travail sont capables d'effectuer une tache automatique et sans aide extérieure (Praxiteles) [18].

Un certain nombre de sujets ne seront pas abordés dans ce livre. Les problèmes posés par les reprises des PTG avec navigation ne seront pas traités car ils sont complexes et nous avons volontairement privilégié la simplicité. Il en est de même pour le comportement de l'appareil extenseur du genou. On connaît son importance dans le fonctionnement dynamique de cette articulation. Les études sur ce sujet restent encore actuellement trop expérimentales. Enfin, nous ne ferons pas allusion aux simulateurs d'actes chirurgicaux grâce à l'imagerie virtuelle, car ces systèmes sont encore de diffusion confidentielle. Par contre, ils seront très certainement demain à la base de la formation de nos élèves et successeurs.

La Chirurgie Assistée par Ordinateur au niveau du genou est capable de fournir au chirurgien une meilleure précision dans son geste [19,20,21,22,23]. Freeman affirmait il y quelques années qu'une meilleure précision allait de paire avec un meilleur résultat. Nous opérons les malades parce qu'ils souffrent. Force est de constater qu'en matière de douleur les résultats sont strictement superposables que le patient ait été opéré avec un système d'assistance informatisé ou non [7]. Le problème est que nous ne disposons probablement pas – ou nous n'utilisons pas - les outils appropriés. Certaines études récentes et comparatives basées sur l'étude de la marche tendent à montrer que la précision fournie par la Chirurgie Assistée par Ordinateur au niveau du genou est capable d'améliorer la qualité dynamique du mouvement [24,25]. Il faudra bien sur encore d'autres études pour l'affirmer. En matière d'imagerie pré et post-opératoire, le système EOS™ de radiographies bidimensionnelles à basse dose de rayonnement semble être prometteur dans le domaine de l'évaluation des résultats anatomiques.

Dans ce premier tome consacré à la chirurgie du genou assistée par ordinateur, nous avons sollicité quatre spécialistes pour vous exposer une technique chirurgicale précise. Nous leur avons demandé qu'ils exposent leur technique de base c'est-à-dire celle qu'ils utilisent tous les jours pour des cas cliniques simples et de première intention :

- Eric Stindel s'est particulièrement investi dans les ostéotomies hautes du tibia et il nous fait part de son expérience, fruit mixte du metteur au point et du clinicien. Les bases de la navigation des ostéotomies hautes du tibia ont été établies dès la fin des années 90 et les premiers travaux cliniques, ainsi que les premières publications datent du début des années 2000 [11,26].

- Dominique Saragaglia décrit la pose des prothèses totales du genou (PTG) assistée par ordinateur. Il est logique qu'il soit l'auteur de l'article de technique sur ce sujet qui intéresse de nombreux chirurgiens orthopédistes. Les bases de la navigation des PTG ont été établies dès 1993, les premiers travaux cliniques ont été réalisés dès 1997 et les premières publications datent du début des années 2000 [3,4].

- Jean Yves Jenny est l'un de ceux qui a le plus marqué son intérêt pour les prothèses unicompartimentaires (PUC). La technique qu'il expose est simple et reflète son expérience. Les bases de la navigation des PUC ont été établies dès la fin des années 90 et les premiers travaux cliniques, ainsi que les premières publications datent du début des années 2000 [12,27].

- Stéphane Plaweski a pris le relais de Rémi Julliard pour la chirurgie de remplacement du ligament croisé antérieur. Les bases de la navigation des plasties du LCA ont été établies dès 1993, les premiers travaux cliniques ont été réalisés dès 1995 et plusieurs publications remarquables ont été faites dans le courant des années 2000 [10,28,29,30]. L'informatique permet de réaliser des plasties plus sûres et surtout de visualiser ce qu'on ne faisait jamais auparavant : la courbe d'anisométrie et le conflit éventuel avec l'échancrure.

RÉFÉRENCES

1. LAVALLEE S, TROCCAZ J, SAUTOT P, MAZIER B, CINQUIN PH, MERLOZ PH, CHIROSSEL JP. Computer assisted spine surgery using anatomy-based registration. In R. TAYLOR, S. LAVALLÉE, G. BURDEA et R. MÖSGES eds. *Computer Integrated Surgery*, MIT Press, Cambridge, 1995 : 425 - 449.

2. PICARD F, MOODY JE, DIGIOIA AM, JARAMAZ B, SARAGAGLIA D. History of computer-assisted orthopaedic surgery of hip and knee. In AM DIGIOIA, B JARAMAZ, F PICARD, LP Nolte eds. *Computer and Robotic Assisted Knee and Hip Surgery,* Oxford University Press, Oxford, 2004 : 1 - 22.

3. SARAGAGLIA D, PICARD F, CHAUSSARD CH, MONTBARBON E, LEITNER F, CINQUIN Ph. Mise en place des Prothèses Totales du Genou assistée par ordinateur : comparaison avec la technique conventionnelle. *Rev Chir Orthop* 2001, 87, 18-28.

4. STULBERG SD, PICARD F, SARAGAGLIA D. Computer-assisted total knee arthroplasty. *Operative techniques in Orthopaedics* 2000 ; 10(1) : 25-39.

5. PICARD F, MOODY JE, JARAMAZ B, DIGIOIA AM, NIKOU C, LABARCA S. A classification proposal for computer assisted knee systems. Medical Image Computing and Computer Assisted Intervention (MICCAI), *3rd International Conference*. 2000 ; 1145-51. Pittsburgh, PA, USA : Springer Publishers.

6. MARTIN A, SUKOOP C, VON STREMPEL A. Computer-assisted total knee arthroplasty. First experiences with a CT based and CT free navigation system. In Frank LANGLOTZ, Brian L. DAVIES, S.D. STULBERG eds. *Computer Assisted Orthopaedic Surgery*, Chicago, Northwestern Arthritis Institute, 2004, 101-104.

7. ILSAR I, JOSKOWICZ L et al. Navigated Total Knee Replacement – A comprehensive clinical state of the art study. In Frank LANGLOTZ, Brian L. DAVIES, Randy E. ELLIS eds. *Computer Assisted Orthopaedic Surgery,* Berlin, Pro-Business, 2006, 229-231.

8. FLEUTE M, LAVALLÉE S, JULLIARD R. Incorporating a Statistically based Shape Model into a System for Computer-Assisted Anterior Cruciate Ligament Surgery. *Medical Image Analysis*. 1999; 3 : 209-222.

9. CINQUIN PH, BAINVILLE E. Computer-Assisted Medical Intervention : passive and semi-active aids. *IEEE Eng Med Biol Mag* 1995 ; 14 : 254-63.

10. JULLIARD R, PLAWESKI S, MERLOZ PH, CINQUIN Ph. La Navigation sans Imagerie du Ligament Croisé Antérieur. Computer Aided Medical Interventions ; *Surgetica 2002* ; Troccaz J. & Merloz Ph. eds ; pp 254-262, SAURAMPS médical Édit., Montpellier 2002.

11. STINDEL É, GIL D, BRIARD JL, MERLOZ PH, DUBRANA F, LEFÈVRE C. Detection of the center of the hip joint in computer assisted surgery: An evaluation study of the SURGETIC'S algorithm. *Computer Aided Surgery*, May 2005; 10(3): 133-139

12. JENNY JY, MUELLER PE, WEYER R, JOHN M, CIOBANU E. Precision of the positioning of an unicompartimental knee prosthesis by a mini-invasive navigated technique. In Frank LANGLOTZ, Brian L. DAVIES, Randy E. ELLIS eds. *Computer Assisted Orthopaedic Surgery* , Berlin, Pro-Business, 2006, 255-257.

13. LAVALLÉE S, MERLOZ PH, STINDEL É, KILLIAN P, TROCCAZ J, CINQUIN PH, LANGLOTZ F, NOLTE LP. Echomorphing : Introducing an Intra operative imaging modality to reconstruct 3D bone surfaces for Minimally Invasive Surgery. In Frank LANGLOTZ, Brian L. DAVIES, S. David STULBERG eds. *Computer Assisted Orthopaedic Surgery* ; Chicago, Northwestern Arthritis Institute, 38 – 39, 2004.

14. MARMIGNON C, LEMNIEI A, CINQUIN P, HODGSON AJ. A computer-assisted controlled distraction device to guide ligament balancing during knee arthroplasty. In Frank LANGLOTZ, Brian L. DAVIES, S.D. STULBERG eds. *Computer Assisted Orthopaedic Surgery*, Chicago, Northwestern Arthritis Institute, 2004, 65-66.

15. ILYAS J, KUMAR P, DEAKIN AH, BREGE C, YOUNG D, PICARD F. Flexion contracture correction in navigated total knee arthroplasty. In DAVIES BL, JOSKOWICZ L, LEUNG KS eds. *Computer Assisted Orthopaedic Surgery.* 8th Annual Meeting of CAOS-International Proceedings, Hong Kong, CAOS-International, 213 - 215.

16. TROCCAZ J, PESHKIN M, DAVIES B. Guiding systems for computer-assisted surgery (CAS) : introducing synergistic devices and discussing the different approaches. *Med Image Anal* 1998; 2 (2): 101-19.

17. PEARLE A, LOUGHLIN P, LIPPINCOTT C, KENDOFF D. Minimal invasive robot assisted unicompartimental knee arthroplasty. In DAVIES BL, JOSKOWICZ L, LEUNG KS (eds.). *Computer Assisted Orthopaedic Surgery.* 8th Annual Meeting of CAOS-International Proceedings, Hong Kong, CAOS-International, 36 - 38.

18. PLASKOS C, STINDEL É, CINQUIN P, HODGSON AJ, FAGUER B, LAVALLÉE S. Praxiteles : a universal bone-mounted robot for image free knee surgery. Report on first cadaver trials. In Frank LANGLOTZ, Brian L. DAVIES, S.D. STULBERG eds. *Computer Assisted Orthopaedic Surgery*, Chicago, Northwestern Arthritis Institute, 2004, 67-68.

19. MURPHY SB, DESHMUKH R. Limb alignment following computer-assisted total knee arthroplasty. In Frank LANGLOTZ, Brian L. DAVIES, André BAUER eds. *Computer Assisted Orthopaedic Surgery* , Darmstadt, Steinkopff Verlag, 2003, 252-253.

20. BÄTHIS H, PERLICK L, TINGART M, LURING C, ZURAKOWSKI D, GRIFKA J. Alignment in total knee arthroplasty. A comparison of computer-assisted surgery with the conventional technique. *J Bone Joint Surg* 2004 ; 86B (5) : 682-7.

21. CURRIE J, VARSHNEY A, STULBERG SD, ADAMS A, WOODS O. The reliability of anatomic landmarks for determining femoral implant rotation in TKA surgery : implications for CAOS TKA. In Frank LANGLOTZ, Brian L. DAVIES, S.D. STULBERG eds. *Computer Assisted Orthopaedic Surgery*, Chicago, Northwestern Arthritis Institute, 2004, 77-79.

22. MASSON JB, FEHRING TK, ESTOK R, FAHRBACH K, BANEL DK, NALYSNYK L. Meta-analysis of alignment outcomes in computer assisted total knee replacement surgery. In Frank LANGLOTZ, Brian L. DAVIES, Randy E. ELLIS eds. *Computer Assisted Orthopaedic Surgery*, Berlin, Pro-Business, 2006, 360-362.

23. BARRETT WP, DALURY DF, MOSKAL JT, MASON JB, DWYER KA, SOUTHWORTH CB. Computer assisted surgery improved alignment in TKA : A prospective, randomized, multi-center study. In Frank LANGLOTZ, Brian L. DAVIES, Randy E. ELLIS eds. *Computer Assisted Orthopaedic Surgery* , Berlin, Pro-Business, 2006, 29-31.

24. STULBERG SD, YAFFE MA, GALL SIMS SE. Computer-assisted versus manual TKA : A long-term follow-up of clinical and functional outcomes. In DAVIES BL, JOSKOWICZ L, LEUNG KS eds. *Computer Assisted Orthopaedic Surgery*. 8th Annual Meeting of CAOS-International Proceedings, Hong Kong, CAOS-International, 11 - 13.

25. DILLON JM, CLARKE JV, NICOL AC, PICARD F, GREGORI A, KINNINMONTH A. Using gait analysis to compare functional outcome measures following total knee replacement performed with navigation or standard instrumentation techniques. In DAVIES BL, JOSKOWICZ L, LEUNG KS eds. Computer Assisted Orthopaedic Surgery. 8th Annual Meeting of CAOS-International Proceedings, Hong Kong, CAOS-International, 16 - 18. CAOS-International Edit (http://www.CAOS-international.org/proceedings/2008 [User Name = Luke, Password = swc3Po]

26. SARAGAGLIA D, ROBERT J. Navigated osteotomies around the knee in 170 patients with osteoarthritis secondary to genu varum. Orthopedic. 2005 Oct;28(10 suppl) : s1269-74.

27. JENNY JY, BOERI C. Unicompartmental knee prosthesis implantation with a non-image-based navigation system: rationale, technique, case-control comparative study with a conventional instrumented implantation. Knee Surg Sports Traumatol Arthrosc. 2003 ; 11: 40-45.

28. ORTI R, LAVALLÉE S, JULLIARD R, CINQUIN P, CARPENTIER E. Computer Assisted Knee Ligament Reconstruction. Proceedings of IEEE EMBS Conference, 1993.

29. DESSENNE V, LAVALLÉE S, JULLIARD R, CINQUIN P, ORTI R. Computer Assisted Knee Anterior Ligament Reconstruction: first clinical tests. Proceedings of ComputerVision, Virtual Reality and Robotics in Medicine: First International Conference, CVRMed '95, Ed, Nicholas Ayache, lecture Notes in Computer Sciences, vol. 905, p476-480, Springer Verlag, 1995.

30. PLAWESKI S, CAZAL J, ROSELL P, MERLOZ Ph. Anterior Cruciate Ligament Reconstruction using Navigation : A comparative study on 60 patients. Am J Sports Med. 2006 Apr ; 34 (4) : 542-52.

POURQUOI ET COMMENT NAVIGUER LES OSTÉOTOMIES TIBIALES D'OUVERTURE ?

Eric Stindel, Romain Gerard, Frédéric Dubrana, Christian Lefévre

INTRODUCTION

L'ostéotomie tibiale supérieure s'inscrit dans un ensemble de techniques chirurgicales ayant pour objet de corriger les troubles d'alignement du membre inférieur. Toutes ces procédures exigent pour être efficaces à long terme un contrôle précis de l'alignement spatial des centres articulaires de la hanche, du genou et de la cheville. L'efficacité du geste est en effet directement corrélée à sa précision. Or, en chirurgie conventionnelle, il n'existe aucun ancillaire mécanique qui ait fait preuve de son efficacité. La chirurgie assistée par ordinateur trouve donc dans ces indications une place toute naturelle pour apporter au chirurgien un outil de guidage intra-opératoire lui permettant de contrôler parfaitement l'alignement des centres articulaires dans un espace à trois dimensions, prenant en compte à la fois : la correction frontale, la pente sagittale, et les troubles rotatoires.

Les ostéotomies de réaxation constituent un groupe d'interventions portant sur le tibia et le fémur, tant en ouverture qu'en fermeture. Dans ce chapitre nous nous focaliserons sur les ostéotomies tibiales d'ouverture pour lesquelles tous les logiciels présents sur le marché ont été optimisés. Nous montrerons cependant qu'une seule solution logicielle peut permettre également la réalisation d'ostéotomies de fermeture, de dérotation, voir de corrections triplanes.

Nous reviendrons initialement sur le degré de précision requis pour obtenir un résultat clinique satisfaisant sans reprendre l'ensemble des considérations biomécaniques qui justifient les indications opératoires. Nous décrirons ensuite l'approche technique des ostéotomies d'ouverture telles que nous les réalisons avec le logiciel OSETOLOGICS® de la société PRAXIM®. Nous préciserons, les suites opératoires, et montrerons dans la discussion l'intérêt d'une telle technique par rapport à une chirurgie conventionnelle.

Nous essaierons, dans un dernier paragraphe, de préciser les pistes de recherche que nous pensons utiles d'explorer pour faire progresser encore le domaine.

DEGRÉ D'EXIGENCE CLINIQUE

Avant de développer de nouvelles solutions technologiques à un problème chirurgical, il est indispensable de se poser la question du niveau d'exigence requis, des verrous techniques existants et des solutions déjà présentes.

Sans reprendre l'ensemble des concepts biomécaniques, qui régissent les indications opératoires, rappelons ici quelques principes de base sur lesquels s'appuiera le calcul de la, ou des, corrections à apporter en per-opératoire.

En appui bipodal, la charge gravitaire s'exerce du point d'appui au sol en direction du centre de gravité du corps situé au bord antérieur de la deuxième vertèbre sacrée à l'aplomb de l'appui calcanéen [1]. La charge gravitaire n'est donc chez l'homme jamais confondue avec l'axe mécanique. En appui bipodal, elle est égale au poids de la tête, du tronc et des deux membres supérieurs. KETTELKAMP a ainsi montré que la charge se répartit alors à 21% sur le compartiment externe et à 26% sur le compartiment interne [2]. En appui monopodal statique, et plus encore au cours de la marche, le centre de gravité du corps se déplace du coté opposé à l'appui, au-delà de la ligne médiane. MINNS [3] montrait en 1980 que pour un angle fémoro-tibial de 7° le compartiment interne supportait 60% de la charge transmise au genou. JOHNSON confirme dans [4] , lors de mesures réalisées sur plateau de force à la marche, que la charge prédomine sur le compartiment interne atteignant 74° en moyenne. Ces constatations viennent confirmer les travaux de MAQUET qui en 1976 proposait déjà un schéma théorique de représentation des charges transmises aux membres inférieurs [5]. Pour MAQUET La force gravitaire au niveau du genou en appui monopodal à la marche s'exerce en dedans du centre articulaire à une distance qui varie de 7 à 10 centimètres.

Sa norme est égale au poids du corps P_c diminué du poids du membre inférieur P_{mi} multiplié par la distance entre la force gravitaire et le centre du genou. L'ensemble des travaux théoriques et des mesures expérimentales conduit à affirmer l'existence d'une prédominance des charges sur le compartiment interne et à l'existence de forces variantes qui pourront être quantifiées par le calcul de l'écart varisant global introduit par THOMINE [6].

On ne pourra s'empêcher cependant de souligner les limites théoriques de ces approches qui reposent sur des bases essentiellement statiques. Aucune base théorique solide ne permet le calcul de la correction angulaire en intégrant à la fois des informations 3D et dynamiques.

L'ensemble des théories rapportées ci-dessus repose sur des mesures angulaires effectuées dans le plan frontal. Or si le centre de gravité se déplace dans le plan frontal à la marche, il est certain qu'il se déplace également dans le plan sagittal, modifiant alors la répartition des forces. De plus, la flexion du genou survenant à la marche modifie considérablement l'orientation des forces sur les surfaces articulaires, rendant très fragiles l'ensemble des théories décrites ci-dessus. On rappellera de plus, que dans le plan sagittal aucune théorie n'est aujourd'hui validée [6] ni corroborée par les résultats cliniques.

Face aux limites des théories biomécaniques, l'expérience clinique a cependant permis de fixer les limites des indications, et de faire la preuve de l'efficacité du geste, sous certaines conditions. L'ostéotomie tibiale supérieure est en effet une intervention pour laquelle nous disposons d'un recul important. La technique opératoire ayant été décrite dès 1948 par MERLE D'AUBIGNE, JUDET en 1957 puis DEBEYRE, ARTIGOU, CAUCHOIX et DUPARC au début des années soixante [7]. Plus proches de nous, INSALL en 1984 rapportait 85% de bons et d'excellents résultats à 5 ans [8] et VALETTE en 1988, 80% de très bons résultats avec un recul identique [9].

L'objectif d'une ostéotomie est de restituer la géométrie dite «normale» du membre inférieur [1, 6, 7]. Situation définie par l'alignement des centres de la hanche, du genou et de la cheville comme l'ont montrés GLIMET et MORELAND dans [10, 11]. Mais rappelons que dans cette situation, les mesures expérimentales nous montrent que la charge prédomine sur le compartiment interne. En conséquence le rôle d'une ostéotomie tibiale de valgisation est de décharger le compartiment interne d'une surcharge pathologique délétère, et non d'équilibrer la charge entre les deux compartiments. L'ensemble de ces éléments laisse prévoir le risque d'échec d'une insuffisance de correction, la restitution d'un membre normo-axé n'est pas suffisante et la nécessité d'une hypercorrection prévisible.

Ces éléments sont confortés par les séries cliniques. Les meilleurs résultats à long terme sont observés lorsque la correction initiale atteint au moins 5° de valgus pour KETTELKAMP [2], 10° pour WAUGH [12] , 4° pour VAINIOPAA [13], 10° pour COVENTRY [14]. A 10 ans de recul HERNIGOU [15] montre que tous les patients dont l'axe était situé entre 3° et 6° de valgus restaient soulagés.

L'ensemble de ces arguments a permis de dégager un consensus de planification. Et il est aujourd'hui communément admis qu'une ostéotomie réussie est définie par un axe HKA situé entre 183° et 186° degrés postopératoires.

Ceci définit notre niveau d'exigence. Réussir une ostéotomie impose d'être capable d'aligner dans l'espace trois points avec une précision globale inférieure à 3°.

Face à un tel niveau d'exigence, la chirurgie conventionnelle trouve vite ses limites. La planification est en effet réalisée sur un pangonogramme dont la précision varie de 2° à 4° selon les séries (fig. 1). Le bilan radiographique peut comprendre des clichés en stress pour appréhender la laxité ligamentaire fréquemment observée dans les déformations anciennes (fig. 2). Mais il s'agit toujours de projections sur un plan des volumes 3D du tibia et du fémur. La première des limites réside donc dans le mode de planification d'un geste 3D sur des images 2D.

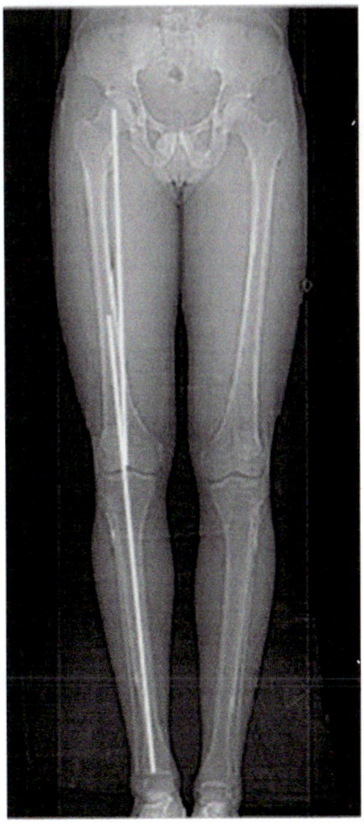

Figure 1 : Limitation 1 : Planification 2D d'un geste 3D sur un pangonogramme.

Figure 2 : Limitation 2 : Clichés en stress permettant d'apprécier la laxité ligamentaire préopératoire.

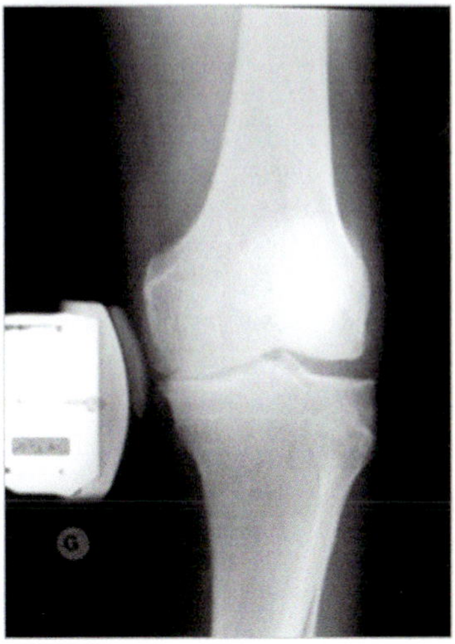

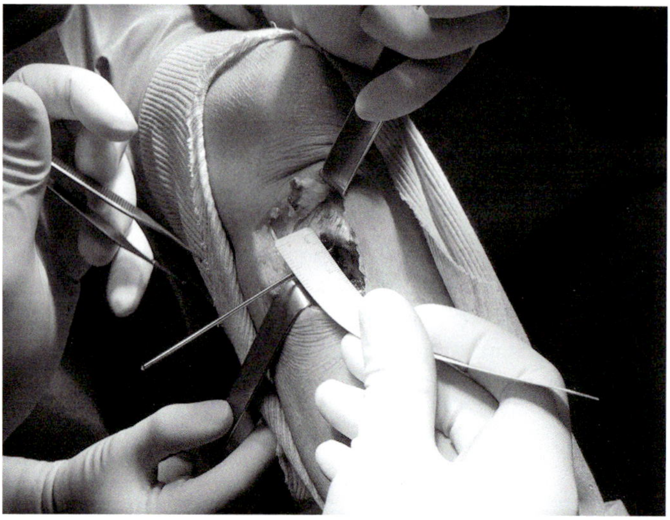

Figure 3 : Report millimétrique de la correction planifiée en degrés.

La seconde limite siège dans la réalisation du geste lui-même. Nombreux sont les chirurgiens qui planifient la correction à apporter en degré puis transcrivent ces degrés en millimètres d'os à réséquer (fig. 3). Cette transcription est entachée d'une grande imprécision quand elle est faite sans tenir compte de la largeur du tibia, ce qui est souvent le cas. Une telle pratique ne pourra satisfaire au degré d'exigence que si elle repose sur des abaques précises de transcription comme il en existe déjà. Cette transcription faite, le geste est réalisé par une voie d'abord de quelques centimètres qui ne permet d'obtenir aucune information sur la position des centres articulaires. Nous sommes là dans une situation très différente de celle des prothèses totales de genou. Le contrôle frontal et sagittal du geste est impossible, et de nombreux articles montrent l'importance de la iatrogénicité des gestes sur la pente tibiale. Dans le plan frontal, cette correction est permise par l'utilisation de l'amplificateur de brillance, cependant, là encore, l'empirisme règne en maître, le contrôle du geste se faisant en alignant le fil du bistouri électrique entre le centre hanche et le centre cheville, au mieux repérés par fluoroscopie (fig. 4).

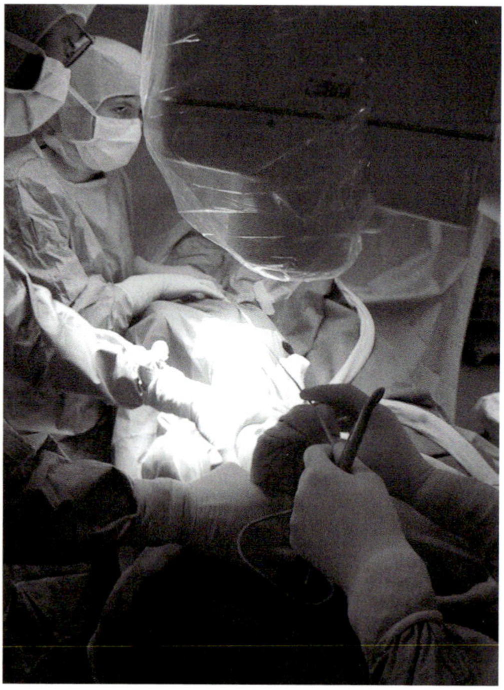

Figure 4 : Contrôle per operatoire de l'axe mécanique du membre inférieur à l'aide de l'amplificateur de brillance, et du cable de bistouri électrique tendu entre la projection du centre hanche et le premier espace inter-digital.

On retiendra donc que si de nombreuses zones d'ombre persistent sur la transmission des contraintes au niveau du genou, les résultats cliniques publiés depuis de nombreuses années justifient la place qu'occupent les ostéotomies dans le traitement de la gonarthrose. Cependant, les contraintes de réalisation et le niveau de précision à atteindre en peropératoire se situent bien au-delà de ce que les systèmes de contrôles actuels permettent d'obtenir. Il existe donc une place pour un système de planification et de guidage permettant de répondre à ces contraintes de précision, seules garantes du succès chirurgical à long terme.

Nous montrerons ci-dessous, comment les techniques de chirurgies naviguées permettent d'augmenter la précision du geste en levant un certain nombre des verrous techniques évoqués ci-dessus.

TECHNIQUE OPÉRATOIRE

Système de suivi des instruments et des structures osseuses

Dans tout système de navigation, les instruments et les structures osseuses sur lesquels on intervient doivent être équipés d'un système d'émission ou de réflexion infra-rouge, qui en permettent la localisation en temps réel par une caméra observant le champ opératoire. Dans le cas d'une ostéotomie tibiale d'ouverture, il faudra donc disposer d'un capteur sur le fémur, et de deux capteurs sur le tibia situés de part et d'autre du trait d'ostéotomie. En effet, après réalisation de la coupe, tibia proximal et distal disposent d'une certaine autonomie de mouvement l'un par rapport à l'autre, et ce, quelque soit la qualité de la charnière osseuse ayant pu être conservée.

Chaque capteur, également appelé corps rigide (CR), doit être mis en place dans des contions particulières qui assureront le confort opératoire.

Sur le versant fémoral le CR est positionné à l'aide deux broches de fixation externe de 4mm de diamètre, solidarisées en cadre pour donner la stabilité nécessaire au montage. Ces deux broches doivent être insérées alors que le genou présente une flexion minimale de 90°. Toute broche mise en place en extension sera mobilisée par les fibres quadricipitales lors des mouvements nécessaires à la réalisation du geste. L'utilisation d'un guide mêche est fortement recommandée pour minimiser les lésions musculaires. Le CR est orienté vers la tête fémorale et non vers le genou de façon à éviter tout conflit avec le CR épiphysaire tibiale lors de la mise en extension du genou (fig. 5).

Les broches mises en place sur le tibia distal, le sont avec un montage identique, on préfèrera la face antéro-interne du tibia exempte de toute insertion musculaire. On évitera systématiquement la crête tibiale en raison du risque de fracture. Là aussi le CR tibial sera orienté vers la cheville pour éviter tout conflit avec le CR épiphysaire.

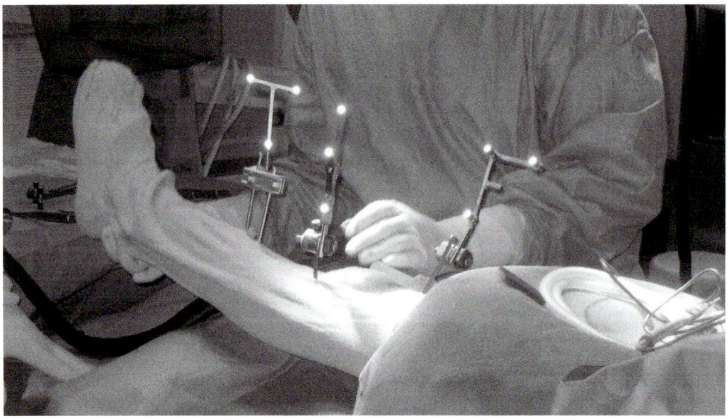

Figure 5 : Positionnement des trois corps rigides. Absence de conflit en extension.

Le CR épiphysaire tibal, doit se trouver au dessus du futur trait d'ostéotomie. Il est le plus difficile à positionner des trois CR, car dans l'espace entre l'interligne articulaire et le trait de scie devra cohabiter, la ou les fiches du corps rigide, la plaque et ses vis.

On place le CR épiphysaire, tangent au tendon rotulien, 15 à 20 mm sous l'interligne articulaire. Ce dernier est repéré manuellement, selon la technique couramment utilisée, (et parfaitement maitrisée par les chirurgiens orthopédistes) pour repérer un point d'entrée d'arthroscope.

Cette fixation peut être faite à l'aide d'un clou triangulaire unique que l'on s'attache à faire pénétrer jusqu'à la seconde corticale sans la franchir. Certains opérateurs préfèrent cependant utiliser deux fiches de fixation externe. Elles sont alors placées à cheval de part et d'autre du tendon rotulien l'un dans l'incision, l'autre en percutané.

Réglage de la caméra

Lorsque les CR seront en place, on s'assurera du positionnement de la caméra par rapport à ces derniers (**fig. 6**). On vérifiera alors qu'ils soient visibles tant en flexion maximale qu'en extension, On s'assurera également que, positionné au sommet du genou, le palpeur soit bien visible, car c'est dans cette position qu'il sera utilisé pour localiser le centre genou. Si un problème de vision des corps rigides survient en cours d'intervention, seule la caméra pourra être déplacée. En aucun cas on ne changera l'orientation des corps rigides une fois les acquisitions débutées.

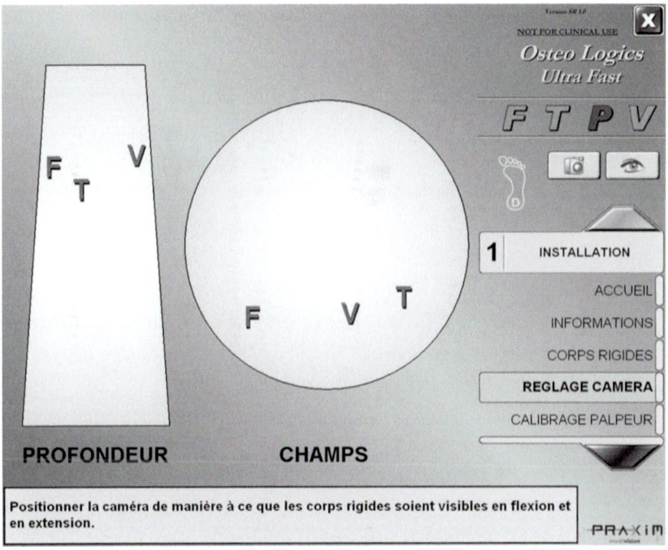

Figure 6 : Interface utilisateur d'aide au positionnement du localisateur infra rouge.

Calibrage des instruments

Le calibrage d'un instrument consiste à enregistrer sa géométrie en début d'intervention afin de s'assurer d'une absence de déformation physique du palpeur qui nuirait à la précision du système. Dans le cadre d'une ostéotomie tibiale, le nombre d'instruments spécifiques à la navigation est restreint au minimum. Seul le palpeur est à calibrer. Ceci s'effectue en positionnant la pointe de ce dernier dans un cône creusé au sommet du CR tibial (fig. 7).

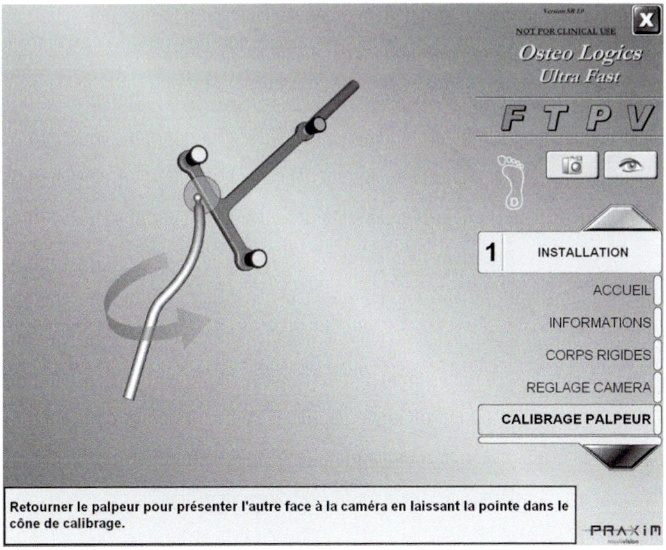

Figure 7 : Interface utilisateur d'aide au calibrage du palpeur.

La détection du centre hanche

L'articulation de la hanche n'étant pas accessible au cours de l'intervention, la détection du centre articulaire repose sur l'utilisation d'un algorithme mathématique qui recherche le point du fémur ayant la trajectoire la plus courte, lorsque l'on applique un mouvement de circumduction à ce dernier. Cet algorithme reprend une approche classique de détection utilisée en chirurgie prothétique du genou, où la problématique clinique est identique. Sa précision dépend des mouvements parasites du bassin enregistrés lors des mouvements. Elle reste élevée avec un impact sur l'angle HKA, inférieur à 1° pour des déplacements du bassin inférieur à 15 mm [16]. Un système de redondance d'information permet de s'assurer de l'absence d'erreur supérieure à ce seuil. L'acquisition du nuage de points sera facilité en portant discrètement la jambe en adduction, afin d'éviter des mouvements parasites du bassin dus à un conflit entre la cuisse et l'appui latéral.

La détection du centre cheville

La localisation du centre cheville repose sur la numérisation d'un point à la partie la plus distale des malléoles interne et externe. Le centre cheville est alors défini comme le milieu du segment reliant ces deux points (fig. 8). Cette approche publiée en 2002 est également devenue universelle, utilisée dans de nombreux logiciels dédiés à la pause de PTG. Elle présente l'avantage d'être rapide et précise. L'acquisition des points sera facilitée en mettant le genou en flexion si la cheville sort du champ de vision de la caméra.

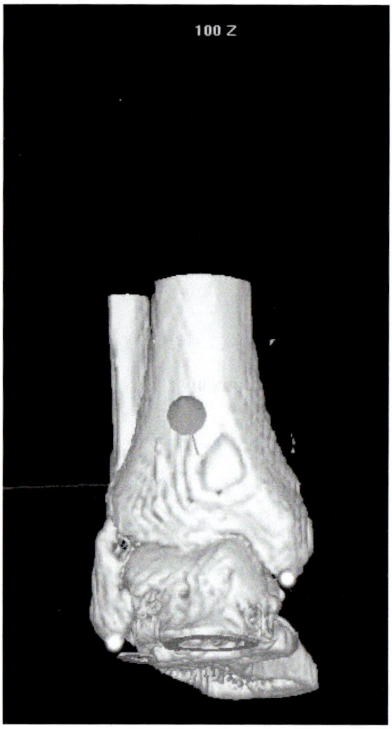

Figure 8 : Le centre cheville est définit par le centre de deux points palpés.

La détection du centre genou

La méthode de détection du centre genou utilisée dans le logiciel OSTEOLOGICS est une approche originale reposant sur la synergie homme machine. Cette localisation se fait en deux temps. A la phase initiale, le chirurgien applique au genou un mouvement de flexion dont l'amplitude doit être au moins de 110°. Tout patient présentant des amplitudes articulaires limitées ne peut donc être opéré avec ce logiciel. Au décours de ce mouvement, l'ordinateur calcule l'axe de rotation moyen du genou. L'opérateur va ensuite, à l'aide du palpeur et de l'interface graphique, localiser la position de l'axe de rotation par rapport au patient. Lorsque la pointe du palpeur est située sur l'axe de rotation (fig. 9), l'opérateur enregistre la position 3D du point ainsi défini. Cette action est réalisée successivement, aux faces latérale et médiale du genou définissant deux points. Le milieu du segment défini par ces derniers est alors le centre genou utilisé pour le calcul de l'angle HKA. Ce dernier est effectué dans un plan matérialisé par l'axe cinématique du genou et le centre hanche.

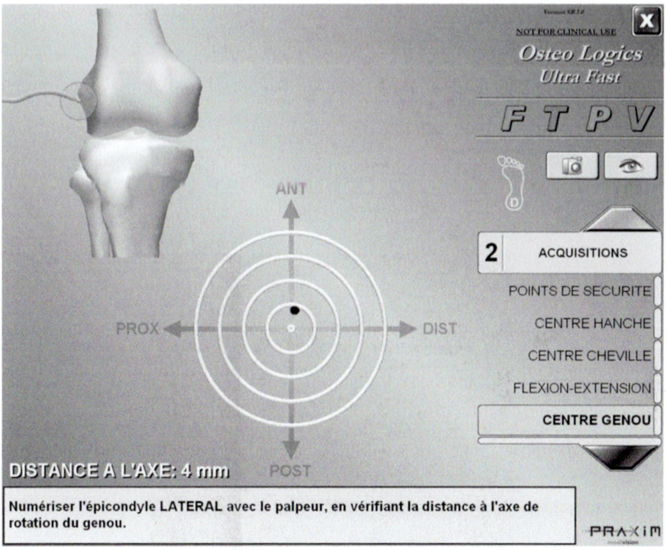

Figure 9 : Interface utilisateur d'aide à la localisation de l'axe moyen de rotation du genou.

Enregistrements initiaux

Au terme de cette séquence d'acquisition, le système de navigation affiche en temps réel, l'angle HKA, et le degré de flexion. L'alignement pathologique de départ est alors quantifiée en l'absence de tout stress médio-latéral. Une option activable en début de protocole permet également d'enregistrer l'angle HKA en varus et valgus forcé. C'est à partir de ces valeurs que sera définie l'importance de la correction à apporter. La valeur de la pangonométrie ne servant plus qu'au diagnostic et à la pose de l'indication opératoire.

Ostéotomie et correction

L'ostéotomie en elle même n'est pas guidée. C'est le geste d'ouverture qui le sera. La coupe osseuse est effectuée de façon conventionnelle, à l'aide de broches ou non, sous contrôle de l'amplificateur de brillance ou non, à la discrétion de l'opérateur. Lorsque le temps d'ostéotomie est terminé on dispose de deux parties de tibia présentant une mobilité relative notable, directement dépendante de la qualité de la charnière.

C'est à ce stade qu'est effectué l'ensemble des corrections 3D, un seul temps, grâce aux informations fournies par l'interface utilisateur en temps réel (fig. 10).

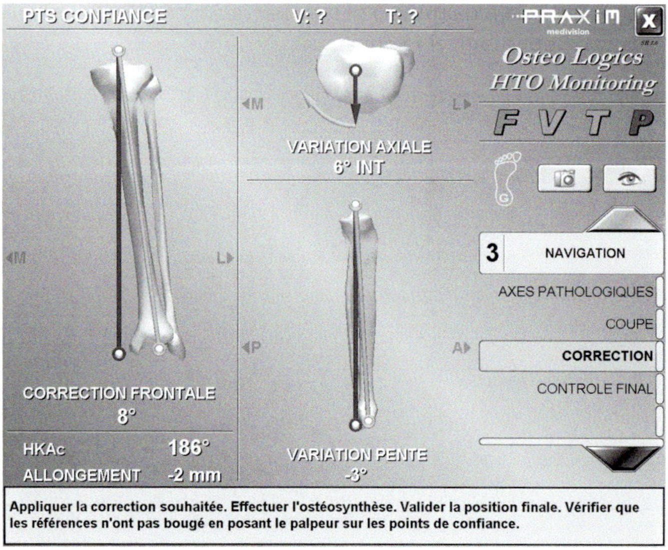

Figure 10 : Interface utilisateur d'aide à la correction des paramètres d'alignement.

La partie gauche de l'écran permet de visualiser l'angle HKAc, l'existence d'un varus ou d'un valgus et la variation de longueur induite par le geste d'ouverture.

La notion d'angle HKAc est différente de celle conventionnelle du HKA. En effet, lors des efforts réalisés pour apporter la correction, la mise en tension des ligaments peut faire croire à une correction suffisante alors qu'il ne s'agit que d'une tension des parties molles périphériques, mais en aucun cas d'une correction osseuse vraie. S'affranchir de ce phénomène est possible si l'on dispose d'un corps rigide épiphysaire. C'est la solution qui a été choisie et mise en œuvre dans le logiciel OSTEOLOGICS®. Tout au long de la phase de correction, l'angle affiché est un angle de correction osseuse vraie qui s'affranchit des mouvements intra-articulaires. Il diffère donc de la notion classique de HKA qui intègre la laxité ligamentaire. C'est pourquoi l'angle affiché prend le nom de HKAc, se différenciant du HKA conventionnel.

La partie supérieure droite de l'écran affiche la rotation épiphysaire tibiale survenue après l'ostéotomie. Il ne s'agit pas de la valeur absolue de la torsion tibiale, mais de la valeur de la rotation observée entre tibia proximal et tibia distal après l'ostéotomie.

De même la variation de pente affichée (en bas à droite) ne représente pas la valeur absolue de la pente tibiale, mais l'importance de la variation observée en temps réel au cours du geste chirurgical.

Lorsque la correction désirée est obtenue, l'ostéosynthèse est réalisée en place, le coin d'ouverture peut être comblé avec un substitut osseux ou une greffe autologue. L'utilisation de ce système de navigation ne modifie pas les habitudes chirurgicales et n'impose pas de matériel d'ostéosynthèse spécifique (fig. 11).

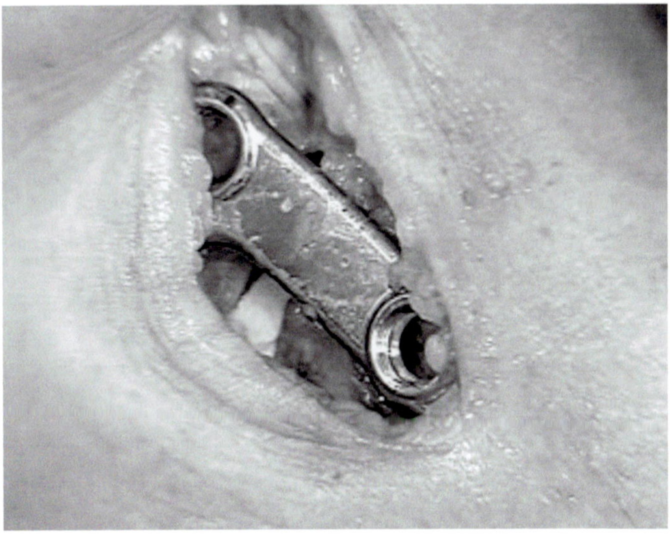

Figure 11 : Cale d'ostéosynthèse en place

Par expérience, nous avons noté, qu'au cours du geste d'ostéosynthèse nous observions une perte de correction d'environ 2° de l'angle HKAc. C'est pourquoi nous conseillons d'hyper corriger d'environ 1° à 1,5° la valeur planifiée.

A la suite de l'ostéosynthèse il est alors possible de visualiser de nouveau le HKA, intégrant de nouveau la composante ligamentaire. Si l'option a été activée, les trois mesures en valgus et varus forcé seront également réalisées. Nous conseillons d'activer systématiquement cette option afin de disposer de mesures en stress plus proches de celles données par le pangonogramme réalisé en charge.

SUITES OPÉRATOIRES

Les suites opératoires dépendront du type de greffe et d'ostéosynthèse réalisées. Nous utilisons dans notre expérience un substitut osseux et une plaque d'ostéosynthèse qui autorisent un appui immédiat. La rééducation du genou débute à l'ablation du redon et consiste en une mobilisation active et passive entre 0° et 90°.

DISCUSSION

L'utilisation d'un système de navigation pour guider un geste chirurgical est encore aujourd'hui perçue, comme source de contraintes et de surcoûts non justifiés par le service médical rendu. L'utilisation de telles approches dans le domaine des ostéotomies de réaxation constitue probablement le meilleur contre-exemple possible et ne répond en aucun cas à cette réputation injustifiée.

La notion de temps opératoire moyen est une donnée extrêmement sensible dans le contexte médico-économique actuel. Elle n'a cependant aucun sens en valeur absolue et doit toujours être interprétée opérateur par opérateur, indication par indication. Dans notre expérience, et dans le domaine précis des ostéotomies d'ouverture, le temps opératoire moyen ne diffère pas de celui que nous enregistrons en chirurgie conventionnelle. Ceci est du à plusieurs facteurs. L'existence au sein de notre équipe d'une grande expérience de la navigation (PTG, PTH, LCA) qui nous permet de minimiser les temps d'installation et d'acquisition des données. Cette expérience est cependant accessible à tous, et une fois passée l'étape de formation initiale, le temps d'installation et d'acquisition est d'environ 10 minutes. Ce temps opératoire supplémentaire est compensé par le temps gagné à la phase d'action où le système permet d'obtenir directement la correction recherchée. Par ailleurs, l'amplificateur de brillance n'est plus utilisé comme outil de contrôle permettant un gain de temps important. La navigation des ostéotomies n'est donc au final pas consommatrice de temps. Dans le cas d'ostéotomies de dérotation (qui sortent du cadre de ce chapitre) elle permet même de gagner du temps opératoire.

Les surcouts restent un problème si l'on doit investir dans un système pour l'unique réalisation d'ostéotomies tibiales. En effet à ce jour, les modèles économiques ne permettent pas de compenser le coût des systèmes par des remises sur les implants, méthode très largement utilisée dans le cadre des arthroplasties. Cependant, il est rare que cette pratique chirurgicale ne s'inscrive pas dans une activité plus large qui inclue la réalisation d'arthroplasties de genou ou de hanche. Dans ce contexte la réalisation d'ostéotomies ne présente que des surcoûts modérés le prix d'un kit de navigation étant, à l'unité, proche du coût d'une vis de la plaque d'ostéosynthèse.

La complexité des gestes navigués par rapport à la chirurgie conventionnelle est le troisième facteur mis en avant par les détracteurs de la chirurgie naviguée. Dans le cas des ostéotomies d'ouverture du tibia la seule difficulté opératoire réside dans la mise en place du corps rigide épiphysaire tibial. La pause des corps rigides tibiaux distal et fémoral ne pose aucune difficulté particulière. Les acquisitions de points anatomiques sont limitées et rapides.

En revanche le service médical rendu est majeur, et contrebalance nettement cette légère difficulté opératoire.

En effet, rappelons, qu'il n'existe aujourd'hui aucun système de guidage et de contrôle du geste opératoire qui réponde au niveau d'exigence clinique. Disposer d'un corps rigide épiphysaire induit certes une complexité intra-opératoire mais offre les avantages suivants :

a. Contrôle de la correction intra-osseuse vraie en s'affranchissant des mouvements intra-articulaires

b. Contrôle per-opératoire des modifications de la pente tibiale
En affichant en temps réel, les variations de la pente tibiale (et non sa valeur absolue) le système permet de guider le positionnement antéropostérieur de la cale de substitut et de minimiser ainsi les défauts de pente fréquemment observés lors des ostéotomies tibiales d'ouvertures.

c. Possibilité de réaliser des ostéotomies de dérotation tibiale
En affichant également la valeur de la rotation tibiale il est possible de réaliser des ostéotomies de dérotation. Cependant, ne disposant pas de la valeur absolue du trouble initial, l'importance de la correction à apporter sera mesurée en préopératoire sur un scanner. Une fois l'ostéotomie réalisée il suffira d'appliquer la rotation au segment jambier d'aval jusqu'à ce que le système affiche la valeur planifiée. La encore aucun système de chirurgie conventionnelle ne permet ce contrôle intra-opératoire avec un tel niveau de précision.

d. Possibilité de réaliser des corrections triplanes
En disposant d'informations opératoires dans les trois plans de l'espace corrigeant à la fois la pente, l'axe frontal et la rotation. La prise en charge de cal vicieux complexes devient alors possible en un seul temps opératoire, là ou le triple contrôle devient très difficile en chirurgie conventionnelle voir parfois impossible en un seul temps. Le cas clinque de la figure 12 montre un cal vicieux triplan corrigé en un temps comme en atteste la capture d'écran intra-opératoire.

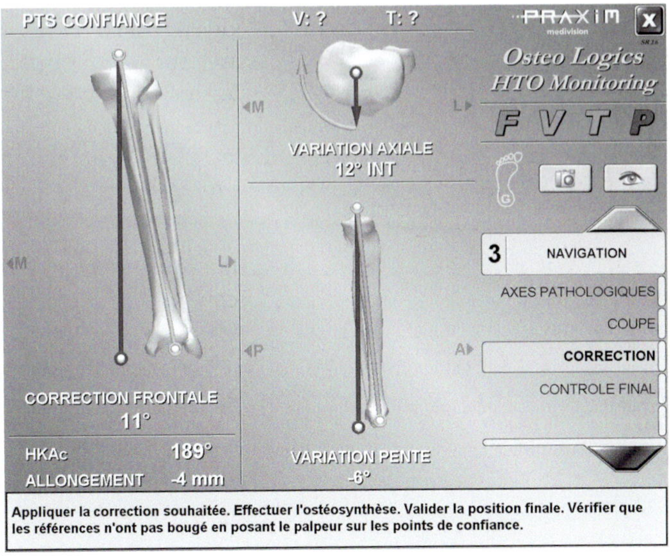

Figure 12 : Cas clinique : correction dans les trois plans d'un cal vicieux de l'extrémité supérieure du tibia en un seul temps opératoire.

Tous ces avantages viennent en complément de la simple capacité du système à fournir en temps réel la valeur de l'angle HKA, valeur impossible à obtenir en chirurgie conventionnelle autrement que par la pangonométrie postopératoire qui révèle alors parfois l'hypo ou l'hyper correction. L'efficacité de la navigation dans ce domaine a été parfaitement démontrée par Saragaglia [17].

De plus les systèmes disposant d'un corps rigide épiphysaire apportent une dimension supplémentaire en termes de précision et d'indications opératoires. Dimension qui ne peut être apportée par aucun système de guidage conventionnel.

SOLUTIONS FUTURES

Il existe cependant certaines limites aux systèmes actuels, même les plus complets. Ils sont tous exclusivement conçus pour réaliser des ostéotomies d'ouverture. Ils peuvent certes être utilisés dans le cadre de gestes de fermeture mais comme simple moyen de contrôle de la fermeture réalisée, sans aucune planification ni guidage du geste. Le futur passe donc par le développement de systèmes optimisés en fonction de l'indication. Qui dit fermeture dit guidage de la lame de scie, autre fonction actuellement absente des différents systèmes. Le guidage des coupes imposera probablement la création de modèles de l'extrémité supérieure du tibia. Ces derniers pourront reposer sur des images fluoroscopiques, des modèles élastiques déformables, ou des images échographiques. De nombreux travaux expérimentaux existent dans ce domaine, mais aucun ne satisfait actuellement au niveau d'exigence clinique.

RÉFÉRENCES

1. LANGLAIS, F. and THOMAZEAU, H., Ostéotomies du genou, in *Techniques chirurgicales Orthopédie*. 1989, Encycl. Méd. Chir.: Paris, France. p. 44825, 1-23.

2. KETTELKAMP, D.B., WENGER, D.R., CHAO, E.Y.S., and THOMPSON, C., Results of proximal tibial osteotomy. *The Journal of Bone and Joint Surgery*, 1976. 58 A(7): p. 952-960.

3. MINNS, R.J., Forces at the knee joint. Anatomical considerations. *Journal of biomechanics*, 1980. 14(9): p. 633-641.

4. JOHNSON, F., LEITI, S., and WAUGH, W., The distribution of load across the knee (a comparison between static and dynami measurements). *The Journal of Bone and Joint Surgery*, 1980. 62 B(3): p. 346-349.

5. MAQUET, P., *Biomécanique du genou*. 1976, Berlin: SPRINGER VERLAG. 237.

6. THOMINE, J.M., Les ostéotomies dans la gonarthrose fémoro-tibiale latéralisée. Théorie et pratique, in *Cahier d'enseignement de la SOFCOT* N° 34. 1989: Paris, France. p. 99-112.

7. LERAT, J.P., Ostéotomies dans la gonarthrose, in *Conférence d'enseignement de la SOFCOT*. 2002, ELSEVIER: Paris. p. 165-201.

8. INSALL, J.N., High tibial osteotomy for varus gonarthrosis (a long term follow-up study). *The Journal of Bone and Joint Surgery*, 1984. 66-A(7): p. 1040-1047.

9. VALETTE, C., Résultats des ostéotomies tibiales dans la gonarthrose avec genu valgum. *Ann. Orthop. Ouest*, 1988(20): p. 164-166.

10. GLIMET, T., MASSE, J.P., and RYCKEWAERT, A., Etude radiologique des genoux indolores de 50 femmes de plus de 65 ans. *Revue du rhumatisme*, 1979. 46(11): p. 589-592.

11. MORELAND, J.R., BASSET, L.W., and HANKER, G.J., Radiographic analysis of the axial aligment of the lower extremity. *The journal of Bone and Joint Surgery*, 1987. 69-A(5): p. 745749.

12. WAUGH, W., Tibial osteotomy in the managment of ostéoarthritis of the knee. *Clin. Orthop.*, 1976. 210: p. 56-61.

13. VAINIONPAA, S., LAIKE, E., KIRVES, P., and TIUSANEN, P., Tibial osteotomy for osteo-arthritis of the knee (a five to ten year follow-up study). *The Journal of Bone and Joint Surgery*, 1981. 63(A-6): p. 398-945.

14. COVENTRY, M.B., Long term results of upper tibial osteotomy for degenerative arthritis of the knee. *Acta Orthopaedica Belgica*, 1982. 48(1): p. 139-156.

15. HERNIGOU, P., MEDEVIELLE, D., DEBEYRE, J., and GOUTALLIER, D., Proximal tibial osteotomy for osteo-arthritis with varus deformity. *The Journal of Bone and Joint Surgery*, 1987. 69 A. p. 332-354.

16. STINDEL E., GIL D., BRIARD J.L., MERLOZ P., DUBRANA F., LEFEVRE C., Detection of the center of the hip joint in computer assisted surgery: An evaluation study of the SURGETIC'S algorithm. *Computer Aided Surgery*, May 2005; 10(3): 133-

17. SARAGAGLIA D, ROBERTS J., Navigated osteotomies around the knee in 170 patients with osteoarthritis secondary to genu varum. *Orthopedics*. 2005 Oct;28(10 Suppl) : s1269-74.

IMPLANTATION D'UNE PROTHÈSE UNICOMPARTIMENTALE DU GENOU PAR UNE TECHNIQUE NAVIGUÉE MINI-INVASIVE

Jean-Yves Jenny

INTRODUCTION

La précision d'implantation est un facteur pronostique reconnu après prothèse unicompartimentale du genou (PUC) (1). Il a été démontré que l'utilisation de systèmes de navigation améliorait la précision de l'implantation par rapport aux techniques conventionnelles (2, 3, 4). Plus récemment, il a été proposé d'utiliser des techniques d'implantation mini-invasives afin de diminuer l'agression chirurgicale (5). Les bénéfices allégués sont représentés par une diminution des douleurs postopératoires et une récupération fonctionnelle accélérée. Toutefois ces techniques, du fait d'un abord articulaire limité, ne permettent pas un repérage peropératoire aussi performant que par les techniques conventionnelles, et l'implantation prothétique pourrait être moins précise (6, 7). La navigation pourrait compenser cette perte d'information.

Nous avions ainsi développé précédemment une technique d'implantation naviguée d'une PUC (3). Cette technique nous avait permis d'améliorer de façon significative la précision d'implantation par rapport à une technique conventionnelle utilisant des tiges centromédullaire pour le fémur et extramédullaire pour le tibia. Toutefois l'abord restait conventionnel, avec nécessité de luxer ou au moins subluxer la patella.

Il semblait donc logique d'adapter la technique naviguée ayant fait ses preuves à un abord mini-invasif respectant l'appareil extenseur.

TECHNIQUE NAVIGUÉE CONVENTIONNELLE

La technique naviguée conventionnelle a été décrite précédemment (3). Le système est dédié à la prothèse Search ® (B-Braun Aesculap, Tuttlingen, RFA). Les instruments originels ont été dessinés pour une incision chirurgicale conventionnelle de 15 à 20 cm de long. Nous utilisions un système de navigation sans image (OrthoPilot ®, B-Braun Aesculap, Tuttlingen, RFA). Trois localisateurs sont fixés sur le fémur, le tibia et le pied. L'opérateur mobilise la hanche, le genou et la cheville et le système analyse les mouvements osseux respectifs. Le logiciel calcule ainsi les centres articulaires et les axes osseux du fémur et du tibia. Un localisateur est alors fixé sur les guides de coupe qui sont orientés dans l'espace selon le cahier des charges défini par le chirurgien, le système donnant en permanence le positionnement tridimensionnel de ce guide par rapport aux axes osseux. Les guides sont fixés à l'os lorsque l'orientation idéale est obtenue, et les résections osseuses sont réalisées à la scie motorisée (fig. 1). Le positionnement des implants et l'axe final du membre sont également contrôlés par le système.

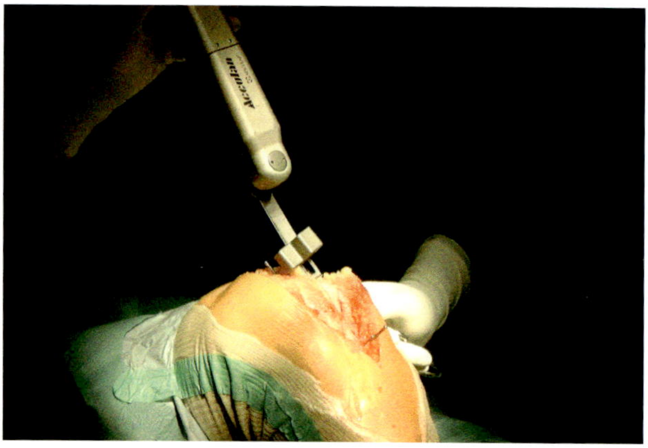

Figure 1 : Technique naviguée conventionnelle. Résection fémorale.

TECHNIQUE NAVIGUÉE MINI-INVASIVE

Les instruments ont été ultérieurement adaptés à une technique mini-invasive avec une incision moyenne de 6 cm de long, sans incision de l'appareil extenseur (8). La technique de navigation proprement dite n'a été modifiée que de façon marginale, notamment pour compenser l'impossibilité de palper les repères anatomiques habituels dans l'interligne fémorotibial latéral. La technique est dédiée à la prothèse Univation ® (B-Braun Aesculap, Tuttlingen, RFA).

Planification préopératoire

Une planification radiologique préopératoire, sur des clichés du genou opéré de face et de profil avec un agrandissement connu, est indispensable, afin de définir :

- la taille prévisible de l'implant fémoral sur le cliché de profil à l'aide de calques calibrés (fig. 2) ; en effet l'algorithme conventionnel de définition naviguée de la taille de l'implant fémoral ne peut être utilisé car il repose sur la palpation conjointe du point le plus postérieur des deux condyles fémoraux : or le condyle latéral n'est pas accessible par voie mini-invasive ;
- l'angle fémoral distal de face (entre l'axe mécanique du fémur et la tangente aux condyles fémoraux – fig. 3) ; cet angle est nécessaire pour calculer la position du point le plus distal du condyle latéral, lui aussi inaccessible par voie mini-invasive.

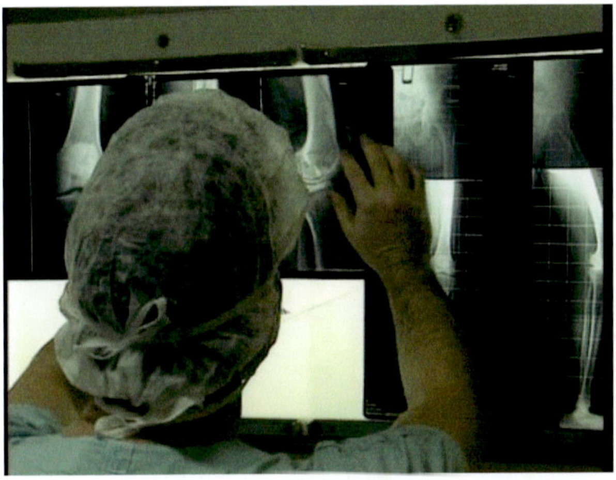

Figure 2 : Technique naviguée mini-invasive. Planification de la taille de l'implant fémoral.

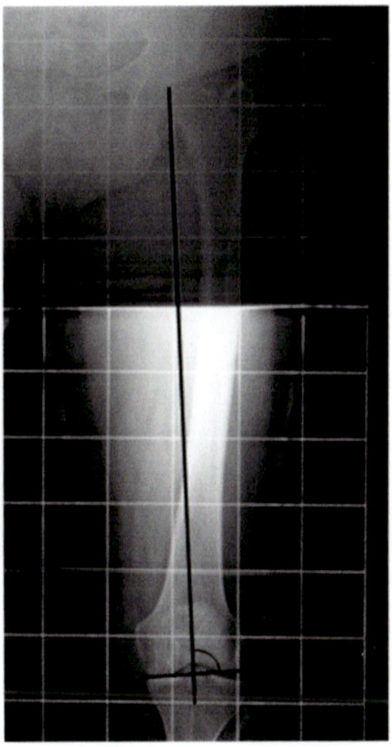

Figure 3 : Technique naviguée mini-invasive. Mesure de l'angle fémoral distal.

Abord chirurgical mini-invasif

L'incision part du pole supéromédial de la patella et descend verticalement le long du bord médial de la patella jusqu'à un point situé 1 à 2 cm en dessous de l'interligne articulaire (fig. 4). L'arthrotomie est faite selon la même ligne, ne remontant pas au-delà de l'insertion du muscle vaste médial sur la patella. La partie supéromédiale du plateau médial est dégagée sur 1 cm de haut. Deux écarteurs contre-coudés, l'un contre le bord médial du tibia, l'autre dans l'échancrure intercondylienne, permettent d'exposer l'articulation fémorotibiale médiale (fig. 5).

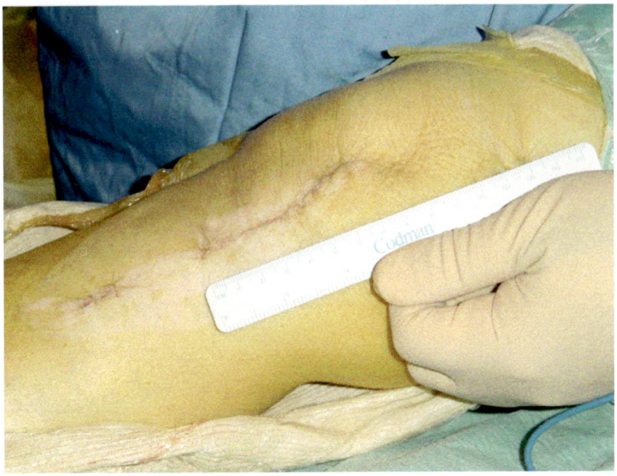

Figure 4 : Technique naviguée mini-invasive. Incision cutanée.

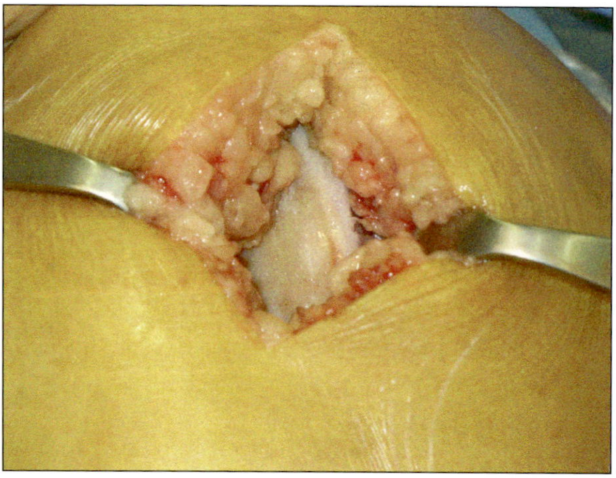

Figure 5 : Technique naviguée mini-invasive. Positionnement des écarteurs.

Acquisition des données de navigation

Le localisateur fémoral est fixé par une vis bicorticale sur la partie basse de la diaphyse fémorale, sur sa face antéromédiale ; la douille est modifiée par rapport à la technique conventionelle, portant une tige supplémentaire qui permettra ultérieurement la fixation du cadre fémoral (fig. 6).

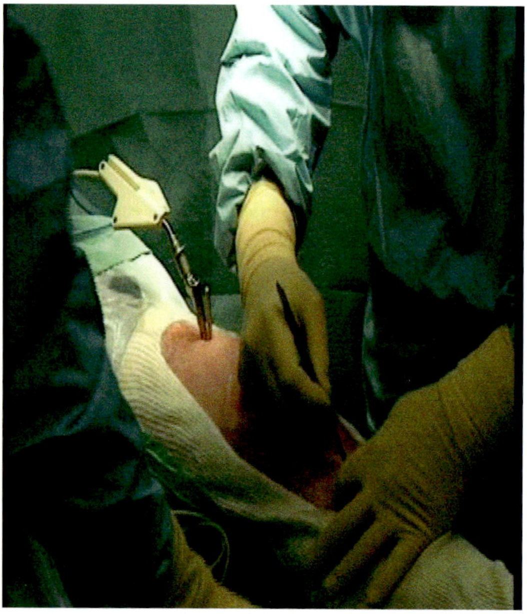

Figure 6 : Technique naviguée mini-invasive. Localisateur fémoral.

Le localisateur tibial, comme pour la technique conventionnelle, est fixé par une vis bicorticale sur la partie haute de la diaphyse tibiale, sur sa face antéromédiale.

Une grille permettant la fixation du localisateur du pied est fixé par une bande élastique sur le dos du pied.

Le localisateur mobile est initialement fixé sur le palpeur, et le point le plus distal de la trochlée est palpé (fig. 7). Le centre de la hanche est défini par un mouvement de rotation de l'articulation (fig. 8). Le localisateur mobile est ensuite fixé sur le pied, et le centre de la cheville est défini par un mouvement de flexion-extension de l'articulation (fig. 9). Enfin le centre du genou est défini par un mouvement de flexion-extension de l'articulation, puis de rotation interne et externe à 90° de flexion (fig. 10).

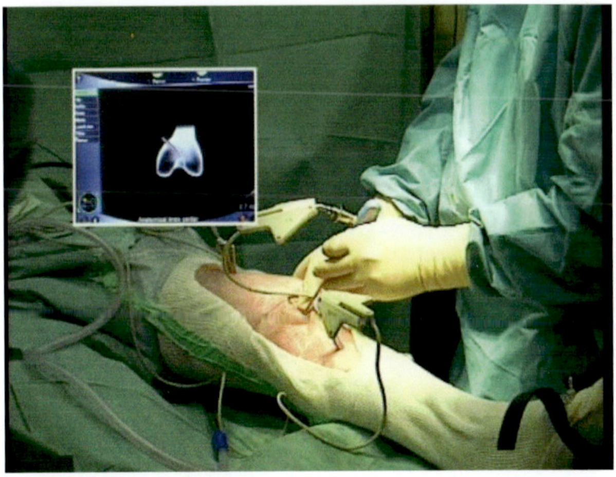

Figure 7 : Technique naviguée mini-invasive. Palpation de la trochlée.

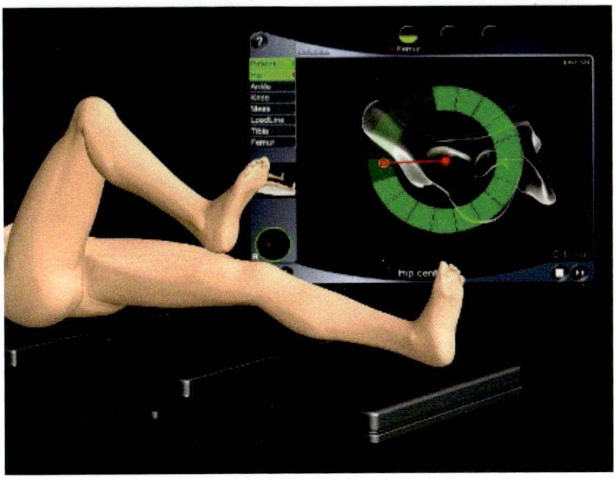

Figure 8 : Technique naviguée mini-invasive. Définition du centre de la hanche.

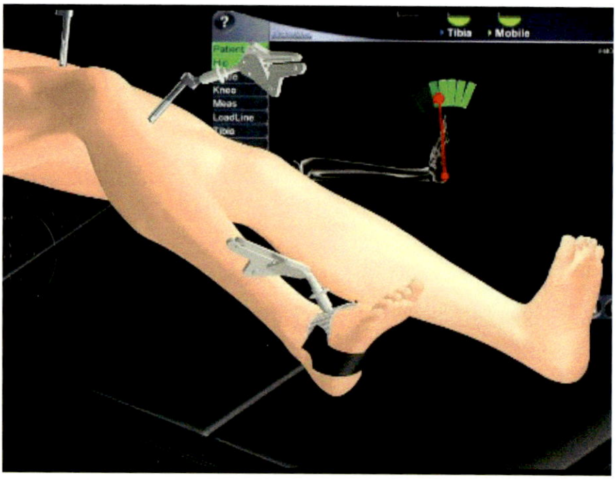

Figure 9 : Technique naviguée mini-invasive. Définition du centre de la cheville.

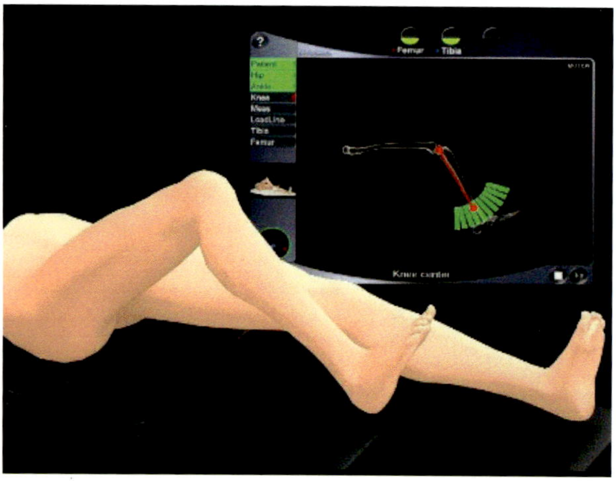

Figure 10 : Technique naviguée mini-invasive. Définition du centre du genou.

Le localisateur mobile est à nouveau fixé sur le palpeur, et sont alors successivement palpés les points anatomiques suivants :

- point le plus profond du plateau tibial médial (fig. 11) ;
- centre anatomique des plateaux tibiaux (fig. 12) ;
- point le plus distal du condyle fémoral médial (fig. 13) ;
- point le plus postérieur du condyle fémoral médial (fig. 14) ;
- point le plus saillant de la malléole médiale (fig. 15) ;
- point le plus saillant de la malléole latérale (fig. 16) ;
- milieu de la mortaise tibiofibulaire (espace entre le tendon tibial antérieur et le tendon extenseur de l'hallux) (fig. 17).

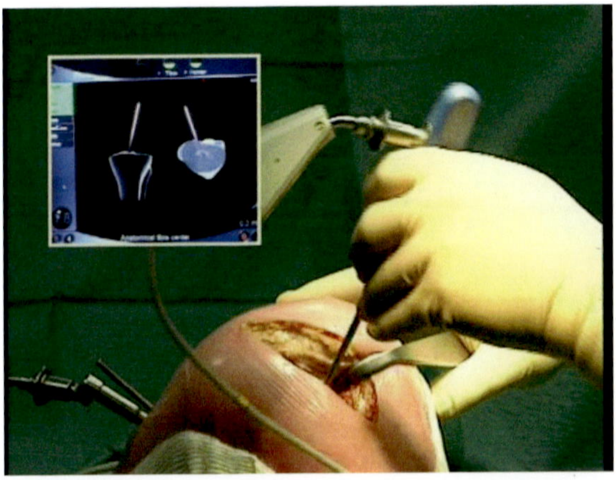

Figure 11 : Technique naviguée mini-invasive.
Palpation du point le plus distal du plateau tibial médial.

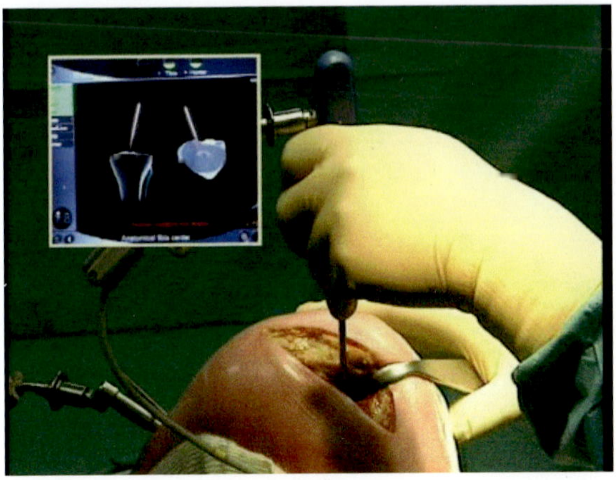

Figure 12 : Technique naviguée mini-invasive. Palpation du centre du plateau tibial.

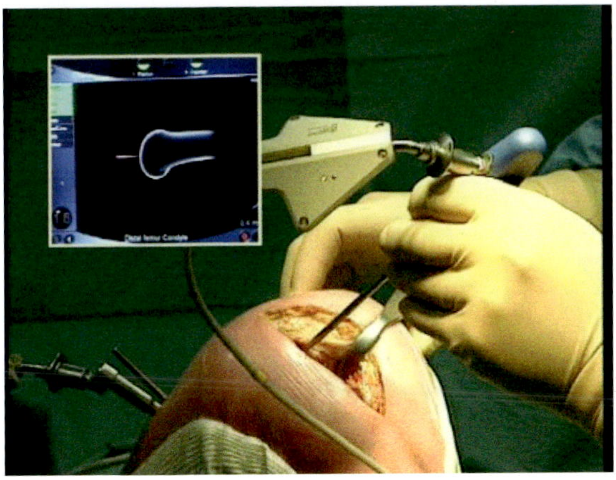

Figure 13 : Technique naviguée mini-invasive.
Palpation du point le plus distal du condyle fémoral médial.

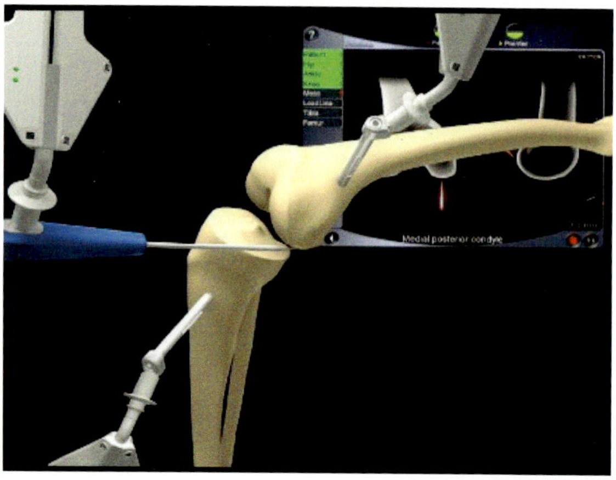

*Figure 14 : Technique naviguée mini-invasive.
Palpation du point le plus postérieur du condyle fémoral médial.*

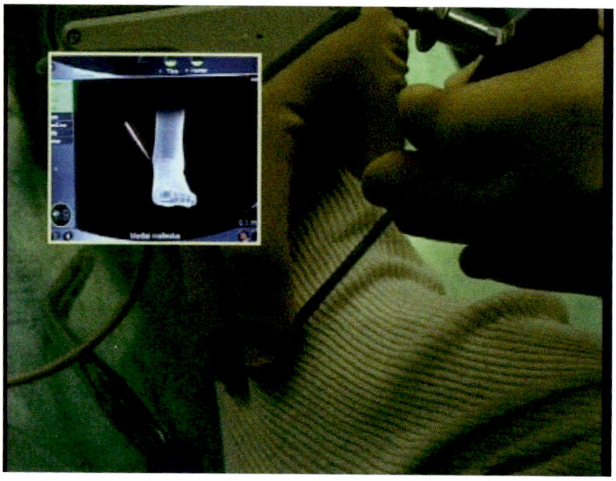

Figure 15 : Technique naviguée mini-invasive. Palpation du sommet de la malléole médiale.

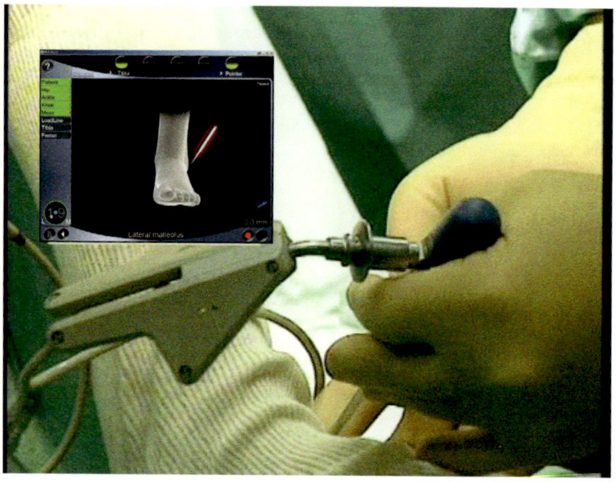

Figure 16 : Technique naviguée mini-invasive. Palpation du sommet de la malléole latérale.

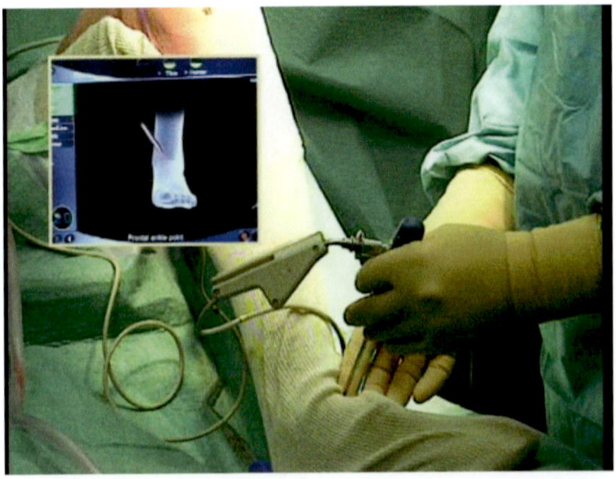

Figure 17 : Technique naviguée mini-invasive. Palpation du centre de la mortaise tibiofibulaire.

Le logiciel affiche alors sur l'écran et de façon dynamique l'axe fémorotibial mécanique de face et de profil (fig. 18).

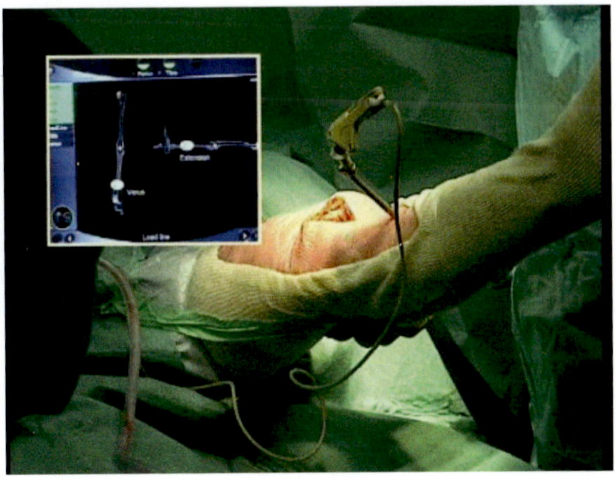

Figure 18 : Technique naviguée mini-invasive.
Affichage de l'axe fémorotibial mécanique de face et de profil.

Résection tibiale

Le localisateur mobile est fixé sur le guide de coupe tibial, qui est manipulé à main levée sous contrôle du système de navigation. Lorsque l'orientation tridimensionnelle souhaitée est obtenue (généralement : de 0 à 5° de varus, de 2 à 5° de pente postérieure, avec une hauteur de résection de 3 à 6 mm), le guide est fixé par trois broches divergentes sur l'os (fig. 19). La résection horizontale est effectuée à l'aide d'une scie motorisée. La résection verticale est effectuée par un ciseau angulé guidé par la résection horizontale et orienté parallèlement à la face axiale du condyle médial, respectant l'insertion tibiale du ligament croisé antérieur (fig. 20). Le plateau tibial médial est retiré.

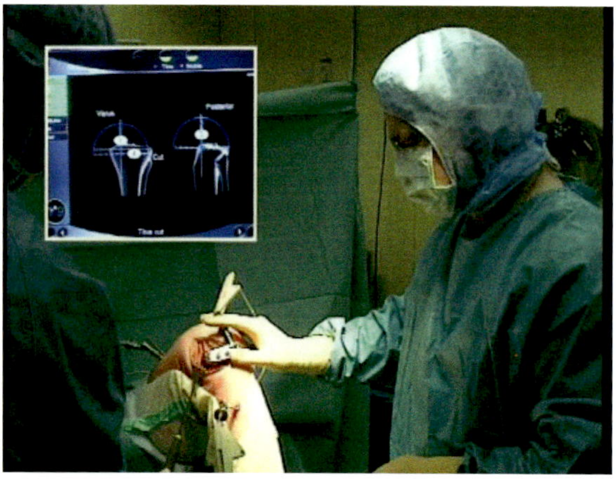

Figure 19 : Technique naviguée mini-invasive. Orientation du guide de coupe tibial.

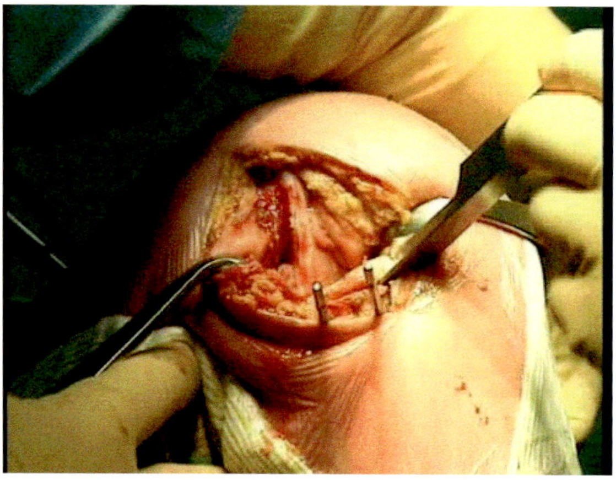

Figure 20 : Technique naviguée mini-invasive. Résection tibiale verticale.

Le localisateur mobile est fixé sur une plaque de contrôle posée sur la résection tibiale afin de contrôler son orientation tridimensionnelle (fig. 21), et les corrections éventuelles peuvent être effectuées.

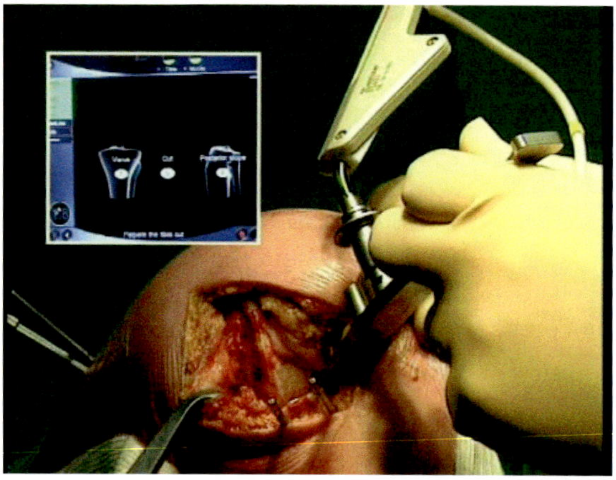

Figure 21 : Technique naviguée mini-invasive. Contrôle de l'orientation de la résection tibiale.

Mesures des espaces

Un distracteur est introduit dans l'interligne articulaire, et mis en tension manuelle maximale, d'abord en extension puis à 90° de flexion. Les écarts en extension et en flexion sont alors mesurés successivement (fig. 22).

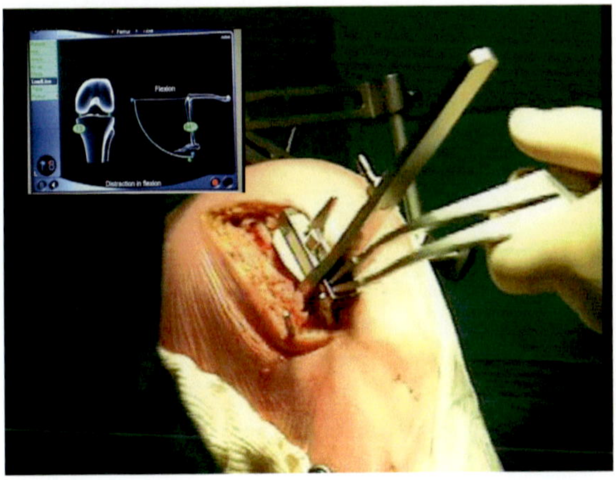

Figure 22 : Technique naviguée mini-invasive. Mesure de l'espace en flexion.

Planification des résections fémorales

Le module de planification affiche le résumé des informations précédentes et les variables que le chirurgien peut modifier selon ses souhaits (fig. 23) :

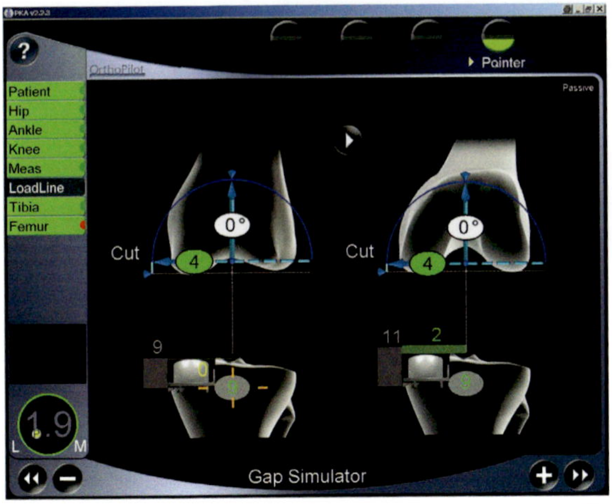

Figure 23 : Technique naviguée mini-invasive. Module de planification.

- orientation de la résection tibiale effectuée de face et de profil ;
- hauteur de la résection tibiale effectuée ;
- espaces mesurés en flexion et en extension ;
- orientation planifiée de la résection fémorale distale de face et de profil ;
- hauteur planifiée de la résection fémorale distale ;
- orientation planifiée de la résection fémorale postérieure en rotation ;

- hauteur planifiée de la résection fémorale postérieure ;
- hauteur planifiée de la surface de glissement ;
- laxité médiale calculées en flexion et en extension selon l'orientation et la hauteur des coupes.

Le chirurgien peut faire varier à loisir l'orientation et la hauteur des coupes (motivant potentiellement une recoupe tibiale) et visualise immédiatement l'influence du changement sur les laxités calculées. Il peut alors choisir en toute liberté le meilleur compromis selon sa philosophie, sans avoir effectué aucune résection fémorale.

Résections fémorales

Un cadre hémicirculaire navigué est fixé sur la douille spécifique du localisateur fémoral, et orienté dans les trois dimensions sous contrôle du système de navigation dans la position neutre (fig. 24). Il est alors fixé définitivement sur le fémur distal par deux vis bicorticales implantées par voie percutanée par une incision supplémentaire centimétrique (fig. 25), et sa position est ajustée par des vis micrométriques (fig. 26). Ce cadre est alors fixé de façon extrêmement stable par trois points, et va servir de support aux outils de résection, sans aucune fixation de ceux-ci dans l'articulation.

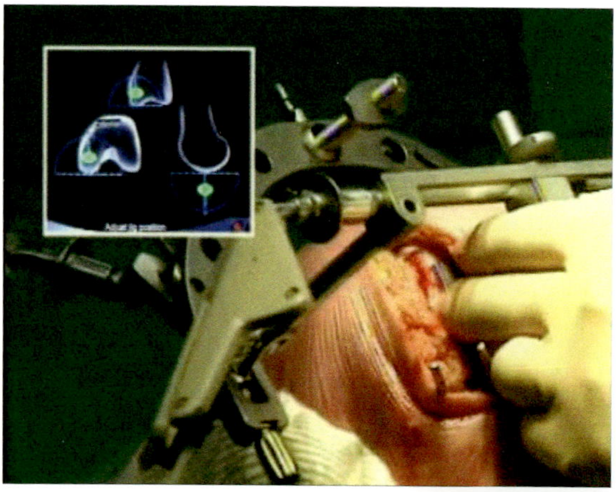

Figure 24 : Technique naviguée mini-invasive. Orientation du cadre fémoral.

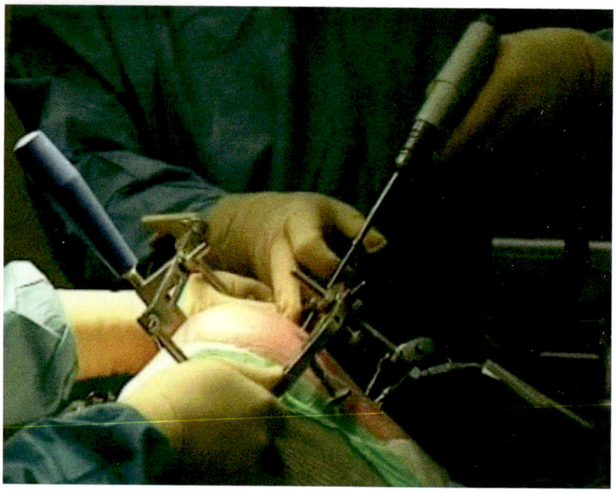

Figure 25 : Technique naviguée mini-invasive. Fixation du cadre fémoral.

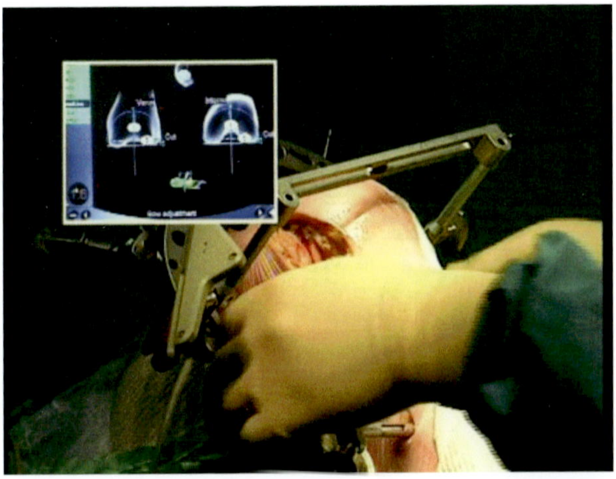

Figure 26 : Technique naviguée mini-invasive. Ajustement du cadre fémoral.

Le guide de coupe fémorale distale est fixé en premier lieu, et orienté selon l'axe souhaité (généralement 10° de pente postérieure pour répondre au dessin de l'implant utilisé). Les vis de blocage sont serrées, maintenant la position choisie (fig. 27). La résection distale est effectuée avec une scie motorisée.

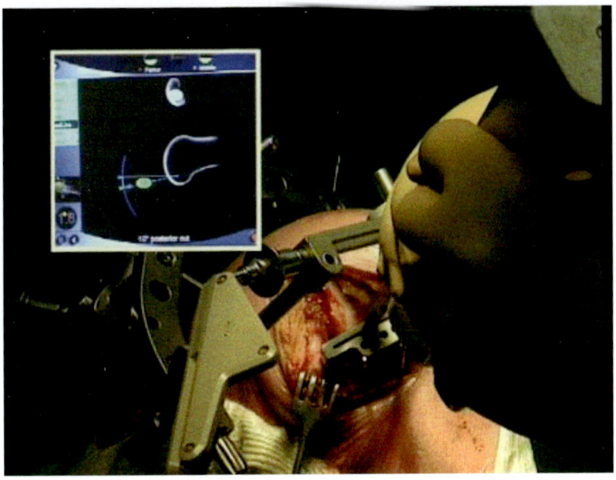

Figure 27 : Technique naviguée mini-invasive. Résection fémorale postérieure.

Le guide de fraisage distal est fixé en second lieu, mais laissé mobile par serrage lâche des vis de blocage. Le guide peut tourner autour de l'axe du cadre, réalisant une résection cylindrique (fig. 28).

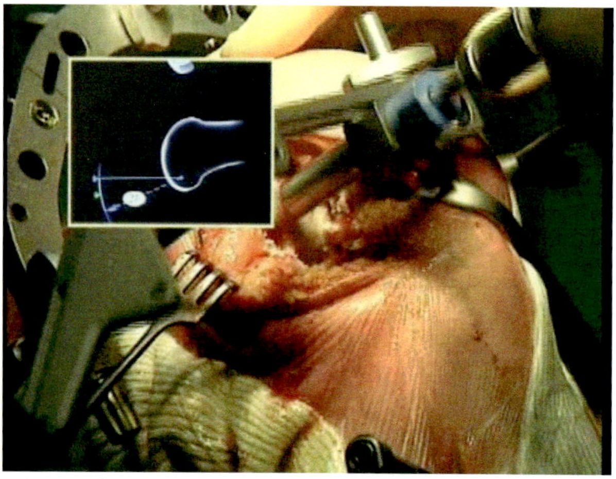

Figure 28 : Technique naviguée mini-invasive. Résection fémorale distale.

Préparation finale

Les implants d'essai sont fixés sur les surfaces de résections, et la surface de glissement d'essai insérée. Le système permet alors de vérifier la correction axiale globale du membre et les laxités en flexion et en extension. Si tout est satisfaisant, la préparation de la fixation des implants définitifs est effectuée de façon conventionnelle. Puis les implants métalliques sont cimentés de façon conventionnelle également, mais le positionnement du composant fémoral peut être navigué (fig. 29). Enfin la surface de glissement définitive est insérée (fig. 30) et les vérifications naviguées finales effectuées.

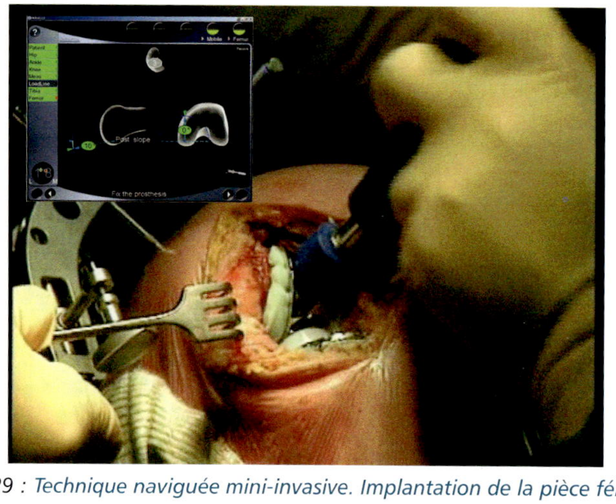

Figure 29 : Technique naviguée mini-invasive. Implantation de la pièce fémorale.

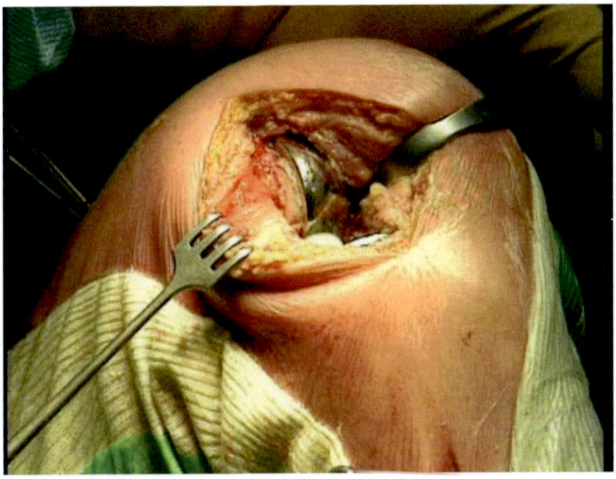

Figure 30 : Technique naviguée mini-invasive. Implants définitifs en place.

SUITES OPÉRATOIRES

Les suites opératoires sont indépendantes de la technique utilisée et de l'implant. L'appui est autorisé selon la tolérance clinique, et les cannes sont utilisées à la demande, sans règle stricte. La mobilisation est autorisée sans autre restriction que la douleur. La sortie de l'établissement est autorisée lorsque la déambulation se fait de façon indépendante et que la flexion atteint 90°. Ces critères sont généralement atteints après 4 à 6 jours, et la majorité des patients regagne directement leur domicile sans passage par une unité de rééducation.

RÉSULTATS

Les résultats de l'étude comparative ont été publiés précédemment (8). En résumé, 60 patients opérés avec la technique naviguée mini-invasive ont été comparés à 60 patients opérés précédemment avec la technique naviguée conventionnelle, les deux séries étant strictement consécutives. Il s'agissait de 42 hommes et 78 femmes, d'un âge moyen de 65 ans (extrêmes de 44 à 87 ans). Le diagnostic initial était dans tous les cas une gonarthrose fémorotibiale médiale isolée. Il n'existait aucune différence significative entre les deux groupes pour tous les critères pré-opératoires étudiés (age, sexe, côté, indice de masse corporelle, score de la Knee Society (9), dégâts osseux selon Ahlback (10), angle fémorotibial mécanique initial).

La précision de l'implantation a été étudiée sur des clichés télémétriques postopératoires de face et de profil (fig. 31), en mesurant 5 critères (11) : angle mécanique fémorotibial de face (objectif : de 0 à 5° de varus), orientation de la pièce fémorale de face et de profil par rapport à l'axe mécanique fémoral (objectif = 90°±3°), orientation de la pièce tibiale de face (objectif = 90°±3°) et de profil (objectif = 87°±3°) par rapport à l'axe mécanique tibial. Le nombre de critères remplis a été noté pour chaque cas, définissant la note de précision de l'implantation (plage de 0 – aucun critère rempli – à 5 – tous les critères remplis, prothèse parfaitement posée selon la définition de l'étude).

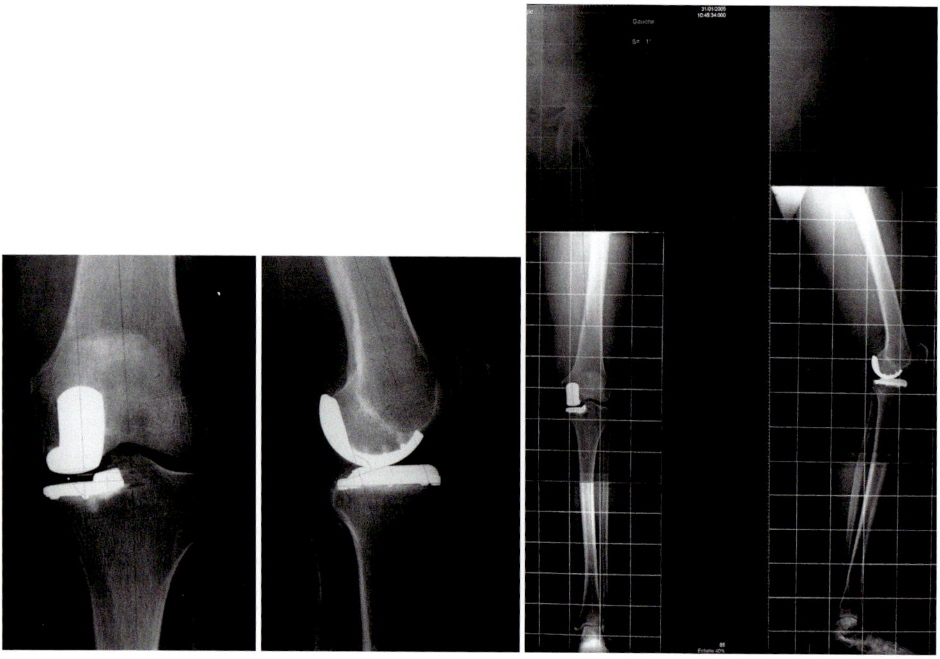

Figure 31 : Technique naviguée mini-invasive. Radiographies postopératoires.

Tous les critères radiologiques ont été étudiés en tant que données qualitatives (en dedans ou en dehors de la plage visée) et quantitatives avec les tests statistiques appropriés avec un risque de première espèce de 5 %.

La note de précision était de 4,2 ± 1,2 (de 2 à 5) dans le groupe conventionnel et de 4,1 ± 0,8 (de 2 à 5) dans le groupe mini-invasif ($p > 0,05$). 36 cas (60 %) du groupe conventionnel et 37 cas (62 %) du groupe mini-invasif avaient la note maximale de 5 points ($p > 0,05$). Il n'a été retrouvé aucune différence significative dans l'analyse des données angulaires entre les deux groupes.

Le temps opératoire n'était pas différent entre les deux groupes (environ 80 minutes en moyenne). Il n'y a pas eu de complication peropératoire. Il n'y a pas eu de complication liée à la navigation ou à la technique mini-invasive.

DISCUSSION

L'abord conventionnel pour l'implantation d'une prothèse unicompartimentale de genou se fait par arthrotomie parapatellaire médiale, prolongée vers le haut à travers le tendon quadricipital ou le muscle vaste médial, ou en relevant ce muscle. Ces techniques imposent classiquement une éversion ou au moins une luxation fémoropatellaire pour exposer l'extrémité distale du fémur. Les abords mini-invasifs ont été développés pour diminuer l'agression chirurgicale. Leur point commun est d'éviter l'éversion patellaire (12).

Ces abords mini-invasifs ont fait l'objet de nombreuses publications récentes, tant après prothèse unicompartimentale que prothèse totale. Leurs avantages rapportés sont essentiellement une rééducation postopératoire plus rapide, une meilleure récupération de la flexion du genou, une diminution des douleurs postopératoires, et un raccourcissement de la durée d'hospitalisation (5, 13, 14, 15, 16).

Cependant, certains travaux font craindre un risque de malposition prothétique lorsque ces techniques mini-invasives sont utilisées. Dalury et Dennis (17) ont recensé 4 malpositions prothétiques sur 30 cas après chirurgie mini-invasive, contre aucun dans le groupe témoin opéré par abord conventionnel. Berend et al. (18) ont rapporté un taux de réopération de 20 % deux ans après implantation mini-invasive d'une prothèse unicompartimentale de genou chez des patients obèses, ce qui est bien supérieur aux taux habituellement rapportés. Hamilton et al. (19) ont également observé une augmentation du taux de réopération et de descellement aseptique après implantation mini-invasive d'une prothèse unicompartimentale de genou. Ces difficultés sont probablement en relation avec l'abord articulaire plus limité, rendant la localisation exacte et précise des repères anatomiques habituels plus difficile. Notre étude montre de façon indiscutable que l'utilisation de la navigation permet d'éviter ces écueils.

La technique mini-invasive naviguée utilisée dans cette étude est simple d'utilisation et efficace sur la précision du geste. Elle n'impose que des modifications minimes par rapport à la technique conventionnelle. Ces résultats doivent être confirmés à plus large échelle, notamment en ce qui concerne les améliorations fonctionnelles potentielles et l'influence sur les résultats à long terme.

Il ne faut toutefois pas occulter les difficultés techniques liées à l'apprentissage de la navigation et de la technique d'implantation mini-invasive. Il est certainement plus sûr de ne modifier sa technique que pas à pas, et nous suggérons de débuter par un apprentissage rigoureux de la navigation conventionnelle avant de raccourcir graduellement la taille de l'incision chirurgicale.

Il faut également rappeler que les avantages de la technique mini-invasive ne sont significatifs qu'à court terme. Après quelques semaines, toutes les études s'accordent pour conclure que les différences disparaissent, hormis la longueur de la cicatrice, et que le résultat final n'est pas modifié.

CONCLUSION

La technique naviguée mini-invasive utilisée dans cette étude est fiable, reproductible et facile d'utilisation après une courbe d'apprentissage limitée dans le temps. Cette technique est devenue la technique usuelle d'implantation d'une prothèse unicompartimentale de genou dans notre unité.

RÉFÉRENCES

1. HERNIGOU P, DESCHAMPS G. Alignment influences wear in the knee after medial unicompartmental arthroplasty. *Clin Orthop Relat Res*. 2004;423:161-165.

2. COSSEY AJ, SPRIGGINS AJ. The use of computer-assisted surgical navigation to prevent malalignment in unicompartmental knee arthroplasty. *J Arthroplasty*. 2005;20:29-34.

3. JENNY JY, BOERI C. Unicompartmental knee prosthesis implantation with a non-image-based navigation system: rationale, technique, case-control comparative study with a conventional instrumented implantation. *Knee Surg Sports Traumatol Arthrosc*. 2003;11:40-45.

4. PERLICK L, BATHIS H, TINGART M, PERLICK C, LURING C, GRIFKA J. Minimally invasive unicompartmental knee replacement with a nonimage-based navigation system. *Int Orthop*. 2004;28:193-197.

5. PRICE AJ, WEBB J, TOPF H, DODD CAF, GOODFELLOW JW, MURRAY DW. Rapid recovery after Oxford unicompartmental arthroplasty through a short incision. *J Arthroplasty*. 2001;16:970-976.

6. DALURY DF, DENNIS DA. Mini-incision total knee arthroplasty can increase risk of component malalignment. *Clin Orthop Relat Res*. 2005;440:77-81.

7. HAMILTON WG, COLLIER MB, TARABEE E, MCAULEY JP, ENGH CA JR, ENGH GA. Incidence and reasons for reoperation after minimally invasive unicompartmental knee arthroplasty. *J Arthroplasty*. 2006;21(Suppl 2):98-107.

8. JENNY JY, CIOBANU E, BOERI C: The rationale for navigated minimally invasive unicompartmental knee replacement. *Clin Orthop Relat Res*. 2007;463:58-62.

9. EWALD FC: The Knee Society total knee arthroplasty roentgenographic evaluation and scoring system. *Clin Orthop* 1989;248:9-12.

10. AHLBACK S. Osteoarthrosis of the knee. A radiographic investigation. *Acta Radiol Diagn* 1968;supp.277:1-72.

11. EPINETTE JA, EDIDIN AA (1997) Hydroxyapatite-coated unicompartmental knee replacement. A report of five to six years' follow-up of the HA Unix tibial component. In: CARTIER P, EPINETTE JA, DESCHAMPS G, HERNIGOU P (eds) *Unicompartmental knee arthroplasty*. Expansion Scientifique Française, Paris, pp 243-259.

12. SCUDERI GR, TENHOLDER M, CAPECI C. Surgical approaches in mini-incision total knee arthroplasty. *Clin Orthop Relat Res*. 2004;248:61-77.

13. MULLER PE, PELLENGAHR C, WITT M, KIRCHER J, REFIOR HJ, JANSSON V. Influence of minimally invasive surgery on implant positioning and the functional outcome for medial unicompartmental knee arthroplasty. *J Arthroplasty*. 2004;19:296-301.

14. REILLY KA, BEARD DJ, BARKER KL, DODD CA, PRICE AJ, MURRAY DW. Efficacy of an accelerated recovery protocol for Oxford unicompartmental knee arthroplasty. A randomised controlled trial. *Knee*. 2005;12:351-357.

15. HAAS SB, COOK S, BEKSAC B. Minimally invasive total knee replacement through a mini midvastus approach: a comparative study. *Clin Orthop Relat Res*. 2004;428:68-73.

16. LASKIN RS, BEKSAC B, PHONGJUNAKORN A, PITTORS K, DAVIS J, SHIM JC, PAVLOV H, PETERSEN M. Minimally invasive total knee replacement through a mini-midvastus incision: an outcome study. *Clin Orthop Relat Res*. 2004;428:74-81.

17. DALURY DF, DENNIS DA. Mini-incision total knee arthroplasty can increase risk of component malalignment. *Clin Orthop Relat Res*. 2005;440:77-81.

18. BEREND KR, LOMBARDI AV JR, MALLORY TH, ADAMS JB, GROSETH KL. Early failure of minimally invasive unicompartmental knee arthroplasty is associated with obesity. *Clin Orthop Relat Res*. 2005;440:60-66.

19. HAMILTON WG, COLLIER MB, TARABEE E, MCAULEY JP, ENGH CA Jr, ENGH GA. Incidence and reasons for reoperation after minimally invasive unicompartmental knee arthroplasty. *J Arthroplasty*. 2006;21(Suppl 2):98-107.

MISE EN PLACE DES PROTHÈSES TOTALES DU GENOU ASSISTÉE PAR ORDINATEUR SANS IMAGERIE PRÉ-OPÉRATOIRE : LE MODÈLE CINÉMATIQUE

D. Saragaglia

INTRODUCTION

La chirurgie assistée par ordinateur a débuté à la fin des années 1980, par la neurochirurgie stéréotaxique [1]. Les objectifs de cette nouvelle technique étaient d'améliorer la précision du geste opératoire, de diminuer l'agressivité chirurgicale et d'améliorer la traçabilité de l'intervention.

L'histoire de la mise en place des prothèses totales du genou assistée par ordinateur a débuté en 1993, date à laquelle nous avons constitué un groupe de travail composé de 2 chirurgiens (D. Saragaglia et F. Picard), 1 médecin informaticien (P. Cinquin), de 2 ingénieurs informaticiens (S. Lavallée et F. Leitner) et d'un partenaire industriel qui était à l'époque la Société I.C.P France (rachetée en 1994 par la Société Aesculap, Tuttlingen, Allemagne). Lors de cette première réunion, et en tant que chirurgien «senior», nous établissions le cahier des charges de ce que devait être pour nous une assistance par ordinateur. Il ne fallait pas qu'il y ait de scanner préopératoire pour guider la navigation chirurgicale et ceci pour plusieurs raisons : tout d'abord parce qu'à l'époque cet examen ne faisait pas partie du bilan préopératoire d'une prothèse de genou, ensuite parce que nous avions l'intuition qu'un tel examen ne pouvait que compliquer la procédure opératoire et qu'enfin cela aurait été à l'origine d'un surcoût et d'une irradiation non négligeable du patient. Il fallait que l'on ait une référence permanente à l'axe mécanique du membre inférieur du début jusqu'à la fin de l'intervention de manière à placer les guides de coupes perpendiculaires à cet axe mécanique aussi bien dans un plan frontal que dans un plan sagittal. Il fallait pouvoir mettre les guides de coupe « à la volée » sans aucune tige centro ni extra-médullaire. Il fallait enfin que l'intervention dure moins de 2 heures (temps maximal de garrot que nous nous autorisons) et que la procédure soit accessible à tout chirurgien quelle que soit sa compétence en informatique.

Ce projet fut confié à F. Picard qui en fit un travail de recherche dans le cadre de son D.E.A de génie biologique et médical, et à F. Leitner ingénieur informaticien en fin de formation. Après 2 ans de travail, le système fut validé par la mise en place de 10 prothèses du genou sur 10 genoux de cadavre et les résultats furent publiés en 1997 [2,3] dans plusieurs instances nationales et internationales (CAOS, SOFCOT, SOBCOT etc..).

Après accord du comité d'éthique du CHU de Grenoble du 4/12/1996 la 1ère prothèse assistée par ordinateur fut implantée sur l'être vivant le 21/01/1997 (D. Saragaglia, F. Picard, T. Lebredonchel). L'intervention dura 2 h 15 mn sans problème majeur per-opératoire.

Une étude prospective randomisée comparant cette technique à la technique conventionnelle débuta en Janvier 1998 et se termina en Mars 1999. Les résultats furent publiés dans plusieurs instances nationales et internationales et dans un article princeps de la revue de chirurgie orthopédique [4]. En mars 1999, le prototype que nous avions utilisé dans cette étude donna naissance au modèle définitif qui fut appelé Orthopilot™ (B-Braun-Aesculap, Tuttlingen, Allemagne). Depuis cette époque, de nombreux articles ont été publiés dans la littérature [5,6,7,8,9,10,11,12,13,14,15,16] confirmant le bien fondé de cette technique et plus de 100 000 prothèses ont été implantées dans le monde avec l'Orthopilot™. Les logiciels ont évolué (3.0, 3.2, 4.0, 4.2) mais le principe de base est resté le même depuis la création du système.

MATÉRIEL

Le matériel est composé d'une station de navigation (fig. 1) permettant le repérage spatial en temps réel de marqueurs, ainsi que d'un ancillaire adapté à cette navigation. La station de navigation comporte un ordinateur de type PC, un localisateur infrarouge Polaris (Northern Digital Inc), et une pédale à double commande. Le déroulement du protocole opératoire est défini dans le logiciel et le chirurgien assure son contrôle via la pédale et une interface graphique dédiée.

Cette station de navigation comprend en outre les pièces d'ancillaires que sont les marqueurs et leur système de fixation. Un marqueur, appelé aussi «rigid body» est constitué d'un ensemble de diodes infrarouges reliées de façon rigide. Actuellement, ces marqueurs qui étaient au départ des marqueurs actifs (reliés par un fil à la station de navigation et émettant un signal lumineux) sont des marqueurs passifs qui réfléchissent la lumière (fig. 2).

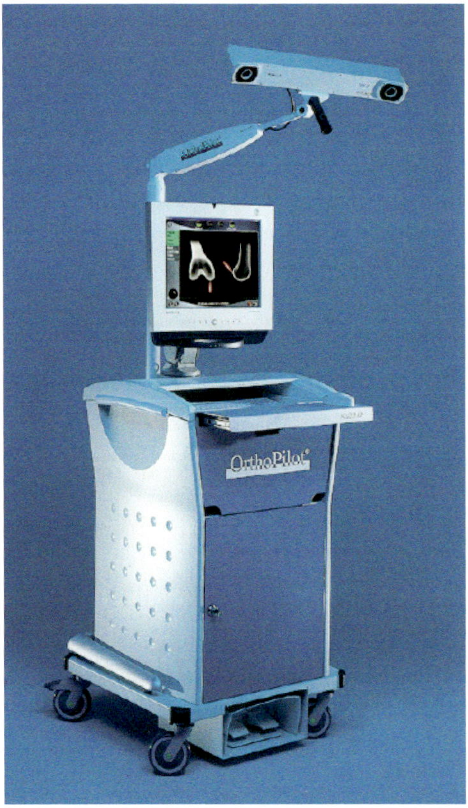

Figure 1 : la station de navigation Orthopilot™.

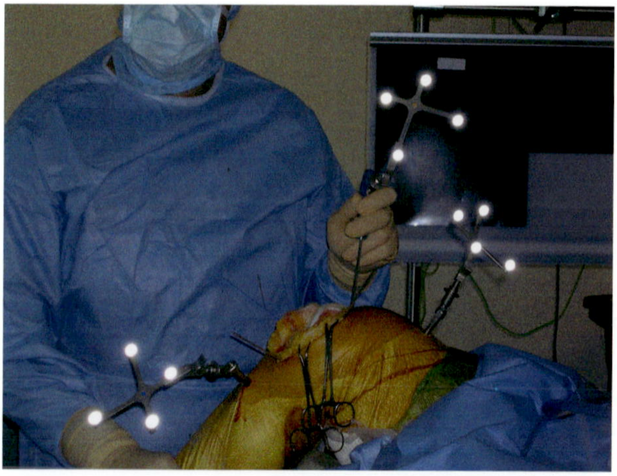

Figure 2 : marqueurs passifs (rigid-bodies) mis en place en per-cutané et palpation au dessus de la trochlée fémorale.

La position de chacune de ces diodes est connue du localisateur, et par suite l'attitude (position et orientation) du marqueur proprement dit. Ils peuvent être fixés sur tous les objets dont on souhaite suivre le déplacement. En particulier, il est possible de désigner des points dans l'espace grâce à un palpeur constitué d'une pointe reliée à un marqueur (fig. 3), et dont on connaît précisément les coordonnées de l'extrémité. La fixation sur l'os des marqueurs s'effectue au moyen de vis bicorticales spéciales.

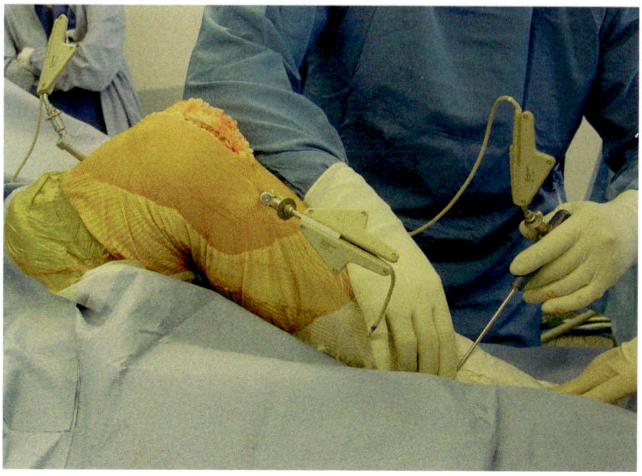

Figure 3 : palpation de la malléole médiale.

L'ancillaire comporte des guides de coupe équipés de marqueurs qui sont solidement fixés à l'os par 3 ou 4 broches filetées. Ils permettent de naviguer la coupe tibiale (hauteur de coupe, valgus-varus, pente tibiale) et la coupe fémorale (hauteur de coupe, valgus-varus, flexum-recurvatum). Le guide de coupe des chanfreins permet de faire également les coupes antérieure et postérieure. Un distracteur permet de naviguer la balance ligamentaire en flexion et en extension.

MÉTHODE

La planification préopératoire est exactement la même que pour mettre en place une prothèse par la technique conventionnelle : radiographies standard ou mieux pangonométrie en charge pour évaluer l'axe et la forme du fémur et du tibia. Les radiographies en stress sont inutiles puisque l'ordinateur permet d'évaluer la réductibilité de la déformation par des manœuvres en varus ou valgus forcé.

Acquisition de l'axe mécanique

Mise en place des marqueurs

Pour diminuer la longueur de l'incision, les marqueurs fémoral et tibial sont insérés en percutané (fig. 2 et 3) et placés de telle manière qu'ils puissent être vus pendant toute l'intervention sans que l'on soit obligé de bouger le localisateur.

Le « calibrage » du membre inférieur

Le calibrage du membre consiste à rechercher le centre de la tête fémorale (H), le centre du genou (K) et le centre de la cheville (A) par des mouvements appropriés de la hanche, du genou et de la cheville.

Le repérage du centre de la tête fémorale consiste à faire un mouvement circulaire du membre inférieur, de faible diamètre, genou en extension ou en flexion, lentement et progressivement, ce qui permet au localisateur de suivre parfaitement les diodes infrarouges du « rigid body » fémoral et de repérer le centre de la tête fémorale (fig. 4).

Le repérage du centre de la cheville est plus complexe que celui de la hanche puisqu'il ne possède qu'un seul degré de liberté, ce qui n'autorise que la recherche d'un axe de rotation. Pour cela, il faut placer un « rigid body » au niveau de l'extrémité proximale du tibia et un autre au niveau du col du talus par l'intermédiaire d'une plaque métallique et d'une sangle élastique ce qui évite une incision sur le cou-de-pied. Les mouvements de flexion-extension et la palpation des malléoles et du milieu de la tibio-talienne permettent grâce au localisateur et aux diodes infrarouges de repérer le centre de la cheville.

Le repérage du centre du genou est aussi relativement complexe, puisque c'est un centre instantané de rotation et qu'il se déplace au cours de la rotation. Les mouvements de flexion-extension donnent dans un premier temps l'axe de flexion-extension ; les mouvements de rotation axiale du tibia, lorsque le genou est fléchi à 90°, donnent un autre axe ; l'intersection de ces deux axes donne le centre de rotation du genou. Pour calculer ce centre le localisateur suivra les déplacements des « rigid bodies » mis en place initialement sur l'extrémité inférieure du fémur et sur l'extrémité supérieure du tibia.

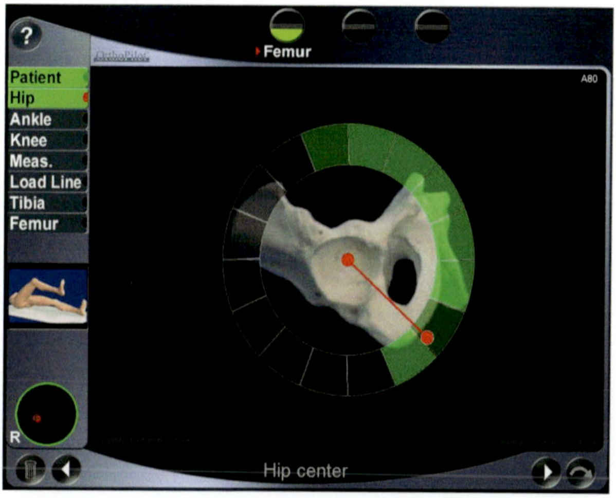

Figure 4 : acquisition du centre de la hanche par un mouvement lent de rotation (toutes les cases doivent être d'un vert intense pour passer à l'étape suivante).

Étapes de palpation

La palpation du plateau tibial (sain et usé) va déterminer la hauteur de coupe (fig. 5). À l'aide du palpeur sur lequel est fixé le «rigid body» mobile on palpe le plateau sain en son milieu, et non pas en avant, pour intégrer une partie de la pente tibiale postérieure.

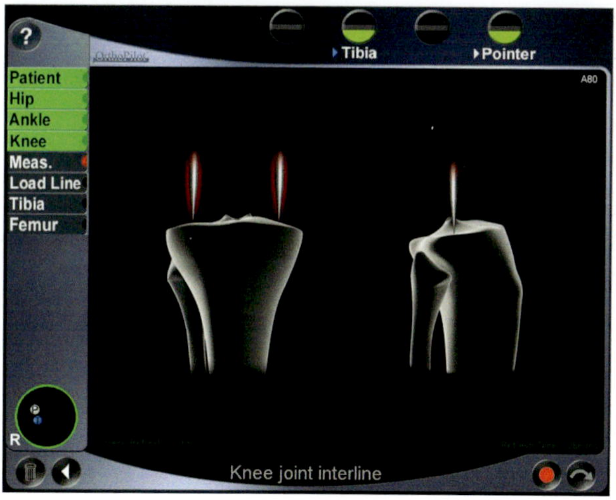

Figure 5 : palpation du plateau tibial.

On palpe également le milieu des épines tibiales et le sommet de l'échancrure fémorale pour améliorer la robustesse de la recherche du centre du genou.

La palpation du fémur (face postérieure du condyle médial, face postérieure du condyle latéral, point le plus distal du condyle médial et latéral et corticale antérieure sus-trochléenne) va déterminer la taille de la prothèse, garantir le centre articulaire du fémur et donner le valgus ou le varus fémoral. La palpation des épicondyles donne une idée de la torsion fémorale épiphysaire distale du fémur.

La palpation de la cheville (fig. 3) permet d'intégrer son centre, ce qui conforte les acquisitions obtenues au moment du calibrage cinématique. Il faut palper la pointe de la malléole médiale, la pointe de la malléole latérale et le milieu de l'articulation tibio-talienne.

L'axe mécanique du membre inférieur

À ce stade de l'intervention, les points H, K, A ont été trouvés et leurs coordonnées sont connues dans le système de référence des «rigid bodies» du tibia et du fémur. L'axe mécanique du membre inférieur est ainsi déterminé et peut être comparé à la pangonométrie préopératoire. La taille de la prothèse est également connue et s'affiche sur l'écran de l'ordinateur.

La navigation

Grâce au valgus ou varus en stress imprimé par l'opérateur (fig. 6), il est possible d'avoir une gonométrie en stress ce qui permet de tester la réductibilité et de savoir à l'avance s'il va falloir s'orienter vers un « release » ou non des parties molles périphériques. Par ailleurs le système permet également d'avoir une gonométrie dynamique qui permet d'évaluer le varus ou le valgus en flexion à 30° (position de la marche) et à 90° ce qui donne une idée de la rotation fémorale globale [13], notion complètement ignorée jusqu'à ce jour, et particulièrement négligée lorsque l'on met de la rotation externe systématique dans l'implant fémoral lors des techniques conventionnelles.

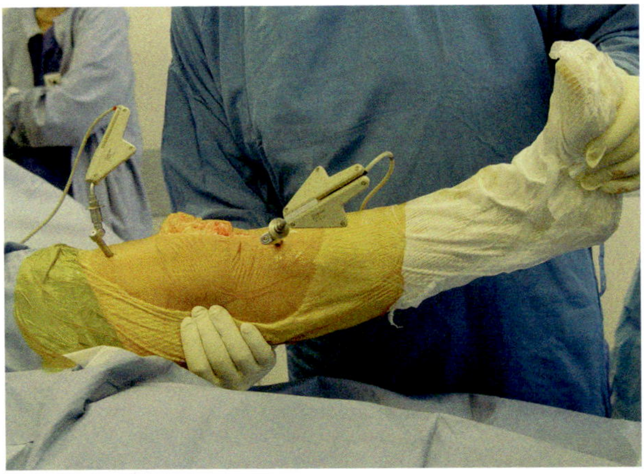

Figure 6 : vérification de la balance ligamentaire en extension (dans le cas présent, stress en varus).

Mise en place des guides de coupe

Le guide de coupe tibiale est monté sur un support qui permet de régler le valgus-varus, la hauteur de coupe et la pente tibiale postérieure. Nous préférons, actuellement, placer ce guide de coupe « à la volée », sans aucun support, ce qui permet de faire des incisions cutanées moins longues. Celui-ci est placé devant le tibia avec son « rigid body » (fig. 7) et il est fixé à l'os par 4 broches filetées dès que les réglages corrects s'affichent sur l'écran, à savoir pour nous un valgus-varus à 0°, une pente tibiale postérieure entre 0° et 2° et une hauteur de coupe à 8 ou 10 mm correspondant à l'épaisseur du plateau tibial de la prothèse. Une fois le guide de coupe fixé, on réalise la coupe à la scie oscillante.

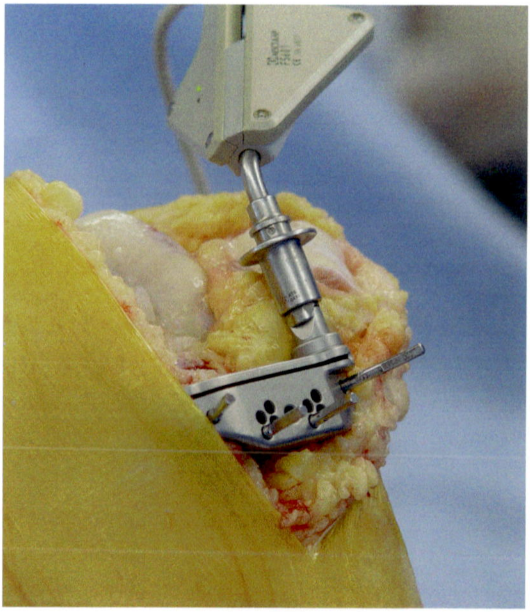

Figure 7 : insertion du guide de coupe tibial.

Le guide de coupe fémorale monté de son « rigid body » est ensuite placé contre la face antérieure de l'extrémité distale du fémur genou fléchi à 90° (fig. 8), après avoir réséqué la saillie de la trochlée fémorale. On peut utiliser le support approprié ou bien mettre ce guide de coupe « à la volée » ce qui permet d'utiliser une voie d'abord moins extensive. On règle alors le valgus-varus (0°), la pente postérieure (entre 0 et 2° de flexum pour éviter d'entailler la corticale antérieure) et la hauteur de la résection (résection minimale du côté de la convexité pour diminuer les problèmes de balance ligamentaire).

À ce stade de l'intervention, l'alignement « osseux » du membre inférieur a été réalisé par l'ordinateur et l'implantation de la prothèse se poursuit avec l'ancillaire classique notamment pour réaliser les coupes antérieure, postérieure et les chanfreins.

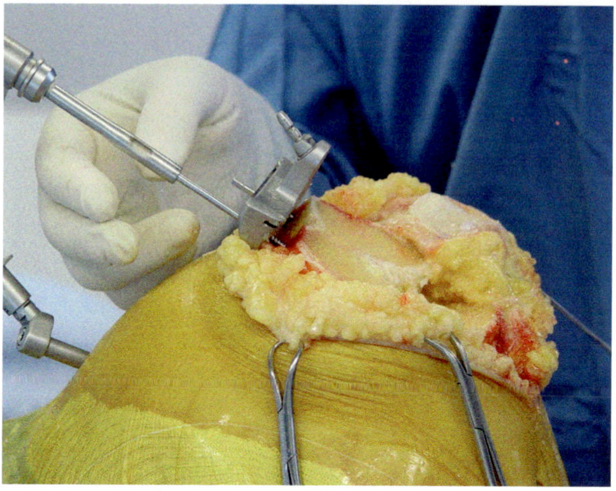

Figure 8 : coupe fémorale distale.

Mise en place de la prothèse

La mise en place de la prothèse d'essai permet de vérifier grâce à l'ordinateur, l'axe du membre inférieur en extension (fig. 9), dans la position de la marche et en flexion à 90° ainsi que la balance ligamentaire par des mesures en stress aussi bien en varus qu'en valgus et d'avoir une mesure en degré du bâillement médial ou latéral.

L'axe du membre inférieur peut également être vérifié au moment de l'implantation définitive de la prothèse ce qui permet parfois de déceler un excès de ciment médial ou latéral susceptible de modifier l'axe de 1° ou 2° (1mm de ciment = 1°).

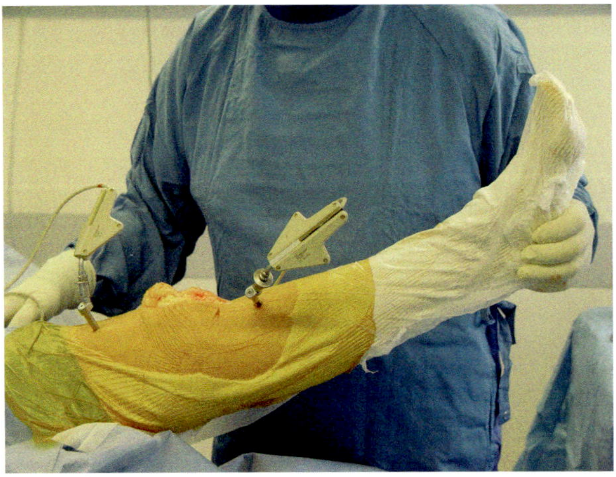

Figure 9 : vérification de l'axe mécanique après implantation de la prothèse.

La rotation de l'implant fémoral

Nous ne mettons jamais, de manière systématique, de la rotation externe de l'implant fémoral tout au moins dans le genu varum. Nous mettons de la rotation uniquement en fonction du valgus ou du varus fémoral (fig. 10). Si dans un genu varum, le fémur est en valgus de 3° ou plus, nous pensons qu'il est logique de mettre de la rotation externe car il faudra réséquer plus de condyle médial distal et par conséquent plus de condyle postérieur si l'on veut que la balance ligamentaire soit équilibrée en flexion [15]. Cette rotation n'a pas besoin d'être naviguée puisque l'ancillaire permet de donner cette rotation avec facilité. Si le fémur est en varus, et dans la mesure ou le genu varum est hyper réductible, il est également logique de mettre de la rotation interne car on réséquera moins de condyle médial distal donc moins de condyle médial postérieur [15]. En cas de genu valgum, la rotation externe est fréquente mais non obligatoire car le valgus fémoral est presque constant mais l'hypoplasie fémorale postérieure du condyle latéral est loin d'être la règle. Nous mettons en général 1° de rotation pour 1° de valgus fémoral en ne dépassant pas 5 à 6° de rotation pour ne pas avoir une entaille trop importante de la corticale antéro-latérale du fémur.

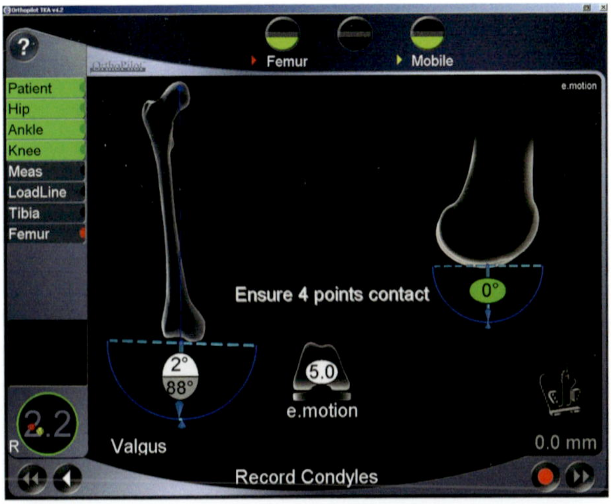

Figure 10 : axe mécanique femoral donné par l'ordinateur.

La balance ligamentaire

On peut procéder de 2 manières différentes : soit en se basant sur les tests de réductibilité de la déformation (stress en valgus et en varus près de l'extension) soit en suivant le logiciel de gestion de la balance ligamentaire. Nous préférons utiliser la première méthode qui permet au chirurgien de réfléchir et de rester maître de ses choix.

Nous procédons de la manière suivante : lorsque l'axe du membre inférieur apparaît sur l'écran de l'ordinateur, avant toute ablation des ostéophytes, nous appliquons une force manuelle en varus et en valgus, le genou étant à 5 ou 10° de flexion, pour apprécier la réductibilité de la déformation et le bâillement dans la convexité. Si la déformation est parfaitement réductible voire hyper réductible, nous sommes certains que la balance en extension sera équilibrée et qu'il ne sera pas nécessaire de faire de libération des parties molles dans la concavité. Il en est de même si la réductibilité donne une hypo correction de 3 à 5°. Si l'hypo correction est plus importante, il faudra prévoir une libération progressive des parties molles de la concavité avec les implants d'essai, après ablation des ostéophytes. Cependant, il faut savoir qu'une balance parfaitement équilibrée ne veut pas dire, obligatoirement, qu'il existe un bâillement symétrique entre le côté médial et latéral car on sait que dans un genou normal le compartiment latéral est plus laxe que le compartiment médial. Ainsi nous acceptons volontiers, dans le genu varum, un bâillement supérieur de 3 à 4° au niveau du compartiment latéral du genou.

En ce qui concerne la gestion des espaces entre l'extension et la flexion, nous n'avons jamais de déséquilibre car, d'une part nous utilisons dans la plupart des cas une prothèse avec conservation du ligament croisé postérieur et celui-ci est un bon gardien des espaces, et d'autre part nous réséquons une épaisseur d'os identique à l'épaisseur des implants. Ainsi, cet équilibre qui était bon avant la mise en place de la prothèse n'a aucune raison de changer après la mise en place de la prothèse.

Enfin l'équilibre médio latéral en flexion peut être contrôlé sans aucun distracteur car nous pensons qu'il s'agit d'un procédé artificiel qui ne garantit pas un bon équilibre tant la mise en tension de chacun des côtés est subjective et peu reproductible. Pour vérifier cet équilibre, il suffit, une fois le guide de coupe des chanfreins mis en place au niveau du fémur distal, de soulever la cuisse par l'intermédiaire de ce point d'appui, de tirer manuellement dans l'axe de la jambe genou fléchi à 90°, et de vérifier le parallélisme du guide de coupe avec la coupe du plateau tibial (fig. 11). Dans le genu varum, le parallélisme est parfait dans la plupart des cas et il n'est pas nécessaire de faire de libération des parties molles. Dans le cas contraire et surtout dans le genu valgum, il faut faire une libération progressive du plan capsulo ligamentaire médial ou latéral.

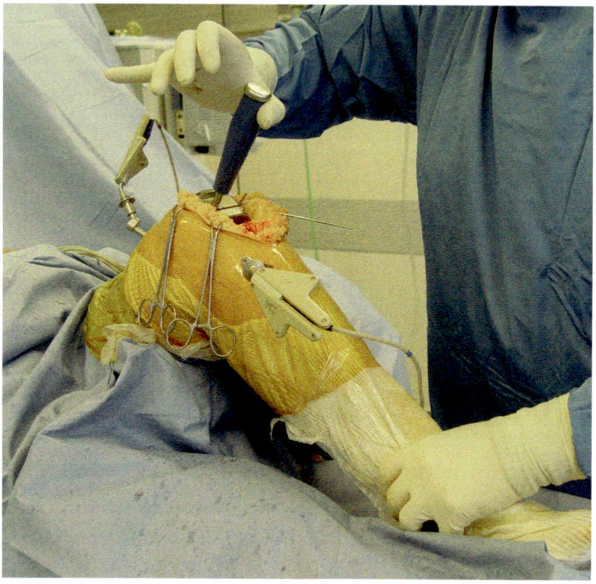

Figure 11 : vérification de l'équilibre ligamentaire en flexion.

SUITES OPÉRATOIRES

Celles-ci ne sont pas différentes de la chirurgie conventionnelle. Le lever est autorisé dès le lendemain de l'intervention en appui complet sous protection de 2 cannes-béquilles. Le pansement est contrôlé à J+3, et on débutera, à ce moment-là, la récupération de la flexion du genou (avec ou sans attelle motorisée) qui atteint en général 90° vers le 10éme jour post-opératoire, date de la sortie du service.

RÉSULTATS

Les résultats de l'étude prospective randomisée que nous avions réalisée avec le prototype ont été publiés en 2001 dans la revue de chirurgie orthopédique [4]. Ceux-ci avaient montré qu'il s'agissait d'un système tout à fait performant, fiable et reproductible. S'il n'avait pas démontré sa supériorité de manière statistiquement significative par rapport à la technique conventionnelle (84 % d'angles HKA à 180° ± 3° contre 75 %), il assurait une meilleure distribution des axes autour de 180° et une meilleure implantation des pièces condyliennes et tibiales autour de 90° aussi bien dans le plan frontal que dans le plan sagittal. Il faut souligner qu'il s'agissait d'une étude réalisée avec un prototype et que quelques incidents techniques (défaut de fixation stable des « rigid bodies », imprécision de palpation de la cheville notamment) ont probablement joué sur la précision de certaines données.

Une autre étude [9] réalisée avec la dernière génération de l'Orthopilot™ avait montré une différence statistiquement significative en faveur de la technique assistée par ordinateur (94 % d'implantations idéales versus 78 %). D'autres études ont également confirmé l'intérêt de la navigation pour la mise en place des prothèses de genou et les performances de l'Orthopilot™ [5,6,7,8,11,12,14,16]. Pour notre part, nous avons réalisé une autre étude avec l'Orthopilot™ dans le but d'évaluer la rotation fémorale grâce à la navigation. Cette étude basée sur 50 cas, a montré que 100 % des axes mécaniques étaient compris entre 177° et 183° [13].

DISCUSSION

L'utilisation de la navigation informatisée sans guidage par scanner préopératoire peut être considérée aujourd'hui comme une technique fiable qui permet dans plus de 95 % des cas d'obtenir un axe mécanique compris entre 177° et 183° pour ce qui est du plan frontal et une position optimale des implants fémoraux et tibiaux sur le profil.

Notre technique correspond à un système de navigation qui permet d'assister le chirurgien au cours de la mise en place de la prothèse. Ce système d'assistance par ordinateur ayant pour référence l'axe mécanique du membre inférieur est différent de la mise en place des prothèses du genou assistée par l'image ou par fluoroscopie. L'inconvénient majeur de l'assistance par l'image est l'utilisation d'un scanner pour reconstruire en 3D le membre inférieur (nécessité de 100 coupes espacées de 1mm pour reconstruire l'articulation du genou -Delp [17]). L'irradiation du patient, le coût, le caractère long et fastidieux de la planification préopératoire sont autant d'arguments qui peuvent limiter l'utilisation d'un tel système. Par ailleurs 3 études récentes [18,19,20] ont montré qu'il n'y avait aucun avantage à utiliser un tel système. Quant à l'assistance par fluoroscopie, du fait de l'irradiation supplémentaire du chirurgien et de son environnement et de l'introduction dans le bloc opératoire de 2 machines supplémentaires (l'amplificateur de brillance et son écran !), elle ne nous paraît pas adaptée à la chirurgie prothétique du genou.

Le modèle cinématique est particulièrement bien adapté à la chirurgie mini invasive car il n'est pas nécessaire de faire un abord large pour palper les points de référence intra-articulaires. Ce n'est pas le cas de certains systèmes basés sur le « bone morphing ».

Pour un chirurgien entraîné, La durée de l'intervention dépasse à peine de 5 minutes la durée d'une intervention conventionnelle, surtout si l'on utilise une version allégée du logiciel 4.0 ou 4.2 et que l'on met les guides de coupe « à la volée » avec une incision réduite.

On pourrait reprocher au modèle cinématique des difficultés pour obtenir un «centre» du genou, lorsqu'il existe une gonarthrose majeure avec rupture du ligament croisé antérieur, laxité périphérique, cupule postéro latérale ou postéro médiale. L'expérimentation sur cadavre a en fait démontré que la section du ligament croisé antérieur et/ou du ligament croisé postérieur n'entraînait que peu de répercussions sur le centre de rotation du genou (détermination d'un centroïde de rotation en cherchant le point du fémur le plus équidistant, au sens des moindres carrés, d'un point situé sur le tibia). Par ailleurs, la palpation de points remarquables intra-articulaires améliore considérablement la robustesse du système.

PERSPECTIVES D'AVENIR

La navigation informatisée des PTG est actuellement arrivée à maturité. Il faudrait maintenant passer à l'étape suivante qui consisterait à supprimer les guides de coupe pour passer à un système de fraisage robotisé des coupes osseuses. Cependant pour que ce système soit viable il faudra qu'il soit peu onéreux, facile et rapide d'utilisation pour ne pas augmenter la durée opératoire et la planification de l'intervention.

CONCLUSION

L'Orthopilot™ est le modèle cinématique de référence pour la mise en place des prothèses totales du genou assistées par ordinateur. Depuis plus de 10 ans, les logiciels ont été régulièrement améliorés pour atteindre une fiabilité toute à fait remarquable entre toutes les mains. Il est particulièrement bien adapté à la chirurgie mini invasive puisque qu'il n'est pas utile d'ouvrir largement le genou pour repérer de manière fiable et reproductible le centre du genou et les points anatomiques remarquables qui vont guider les coupes osseuses et le choix de la taille de la prothèse.

RÉFÉRENCES

1. LAVALLÉE S (1989). Geste médico-chirurgicaux assistés par ordinateur : application à la neurochirurgie stéréotaxique. Thèse, génie biologique et médical, Grenoble

2. LEITNER F, PICARD F, MINFELDE R, SCHULTZ HJ, CINQUIN P, SARAGAGLIA D (1997). *Computer-assisted knee surgical total replacement. In «lecture note in computer science» : CURMed-MRCAS'97*. Springer Verlag, eds, Berlin-Heidelberg, pp 629-638

3. PICARD F, LEITNER F, SARAGAGLIA D, CINQUIN P (1997). Mise en place d'une prothèse totale du genou assistée par ordinateur : À propos de 7 implantations sur cadavre. *Rev Chir Orthop* 83, Suppl. II: p 31

4. SARAGAGLIA D, PICARD F, CHAUSSARD C, MONTBARBON E, LEITNER F, CINQUIN P (2001). Mise en place des prothèses totale du genou assistée par ordinateur : comparaison avec la technique conventionnelle. À propos d'une étude de prospective randomisée de 50 cas. *Rev Chir Orthop* 87.18-28

5. CLEMENS U, MIEHLKE RK (2003). Experience using the latest Orthopilot software: a comparative study. *Surg Technol Int* 11:265-73

6. DECKING R, MARKMANN Y, FUCHS J, PUHL W, SCHARF HP (2005). Leg axis after computer-navigated total knee arthroplasty. A prospective randomized trial comparing computer-navigated and manual implantation. *J Arthroplasty* 20:282-288

7. HAAKER RG, STOCKHEIM M, KAMP M, PROFF G, BREITENFELDER J, OTTERSBACH A (2005). Computer-assisted navigation increases precision of component placement in total knee arthroplasty. *Clin Orthop Relat Res* 433:152-159

8. HART R, JANECEK M, CHAKER A, BUCEK P (2003). Total knee arthroplasty implanted with and without kinematic navigation. *Int Orthop* 27:366-369

9. JENNY JY, BOERI C (2001) Implantation d'une prothèse totale de genou assistée par ordinateur. Étude comparative cas-témoin avec une instrumentation traditionnelle. *Rev Chir Orthop* 87:645-652

10. JENNY JY, BOERI C, PICARD F, LEITNER F (2004). Reproducibility of intra-operative measurement of the mechanical axes of lower limb during total knee replacement with a non-imaged-based navigation system. *Comput Aided Surg* 9:161-165

11. JENNY JY, CLEMENS U, KOHLER S, KIEFER H, KONERMANN W, MIEHLKE R (2005). Consistency of implantation of a total knee arthroplasty with a non-image-based navigation system. A case control study of 235 cases compared with 235 conventionally implanted prostheses. *J Arthroplasty* 20:832-839

12. MIEHLKE RK, CLEMENS U, JENS JH, KERSHALLY S (2001). Navigation in knee arthroplasty: preliminary clinical experience and prospective comparative study in comparison with conventional technique. *Z Orthop Ihre Grenzgeb* 139:109-116

13. SARAGAGLIA D, CHAUSSARD CH, LISS P, PICHON H, BERNE D, CHAKER M (2002). Contribution of computer navigation in the evaluation of femoral rotation during total knee replacement. In *Surgetica 2002 : computer-aided medical intervention : tools and applications*, sous la direction de J.TROCCAZ et Ph. MERLOZ. Sauramps Medical édit., Montpellier, 19-21.

14. SARAGAGLIA D, GORDUZA D (2006). *Résultats de 22 prothèses totales du genou mises en place avec assistance par ordinateur pour déviations en genu valgum*. Sous presse.

15. SARAGAGLIA D, ROONEY B (2004). The rotation of the femoral implant : relevance of computer aided total knee arthroplasty. In *La prothèse du genou*, sous la direction de P. CHAMBAT et al., Sauramps Médical édit., Montpellier, 163-168.

16. STULBERG SD, LOAN P, SARIN V (2002). Computer-assisted navigation in total knee replacement : results of an initial experience in thirty-five patients. *J Bone Joint Surg* 84A (suppl 2):90-98

17. DELP SL, STULBERG, SD, DAVIES B, PICARD F, LEITNER F (1998) Computer assisted knee replacement. *Clin Orthop* 354:49-57

18. BÄTHIS H, PERLICK L, LURING C, KALTEIS T, GRIFKA J. (2003) CT-Based and CT-Free Navigation in Knee Prosthesis Implantation. Results of a prospective Study. *Unfallchirurg* 106 : 935-40.

19. MARTIN A, VON STREMPEL A. (2006) Two-Year Outcomes of Computed Tomography-Based and Computed Tomography-Free Navigation for Total Knee Arthroplasties. *Clin Orthop Relat Res* 449 : 275-82.

20. ZUMSTEIN MA, FRAUCHIGER L, WYSS D, HESS R, BALLMER PM. (2006) Is Restricted Femoral Navigation Sufficient for Accuracy of Total Knee Arthroplasty. *Clin Orthop Relat Res* 451 : 80-86.

NAVIGATION DE LA CHIRURGIE DE RECONSTRUCTION DU LIGAMENT CROISÉ ANTÉRIEUR DU GENOU : ASPECTS TECHNIQUES ET STRATÉGIQUES

S. Plaweski, R. Julliard

La chirurgie de reconstruction ligamentaire du ligament croisé antérieur fait partie des 6 interventions de chirurgie orthopédique les plus répandues, approchant en France les 30000 reconstructions par an.

Si le taux de réussite reste élevé, il n'en demeure pas moins que 10 à 15 % d'échecs sont observés par l'ensemble des séries publiées.

L'ensemble de ces échecs est dû soit à :
a) un défaut de technique chirurgical,
b) un défaut d'incorporation de greffe,
c) un traumatisme (5).

Introduction

Parmi les différentes erreurs liées à un défaut technique, la principale concerne un mauvais positionnement du tunnel (6 ;13). Ce positionnement anisométrique est aussi la cause d'un étirement de la greffe et d'un mauvais contrôle de la rotation du genou et de la stabilité. Par exemple, un placement trop antérieur du tunnel fémoral produit une contrainte en flexion et une laxité en extension, tandis qu'un placement trop postérieur de ce même tunnel fémoral produit une contrainte en extension et une laxité en flexion.

Au niveau du tibia, un placement trop antérieur donnerait une contrainte trop importante en flexion, et un conflit en extension. À l'inverse, un positionnement trop postérieur du tunnel tibial donnerait une contrainte en extension et un possible conflit avec le ligament croisé postérieur. Un tunnel tibial trop latéral ou trop médial peut être à l'origine d'un conflit avec soit le ligament croisé postérieur, soit les condyles fémoraux.

Les techniques chirurgicales de reconstruction ligamentaire reposant seulement sur des critères anatomiques apparaissent insuffisantes ; Ainsi certains s'aident d'un contrôle fluoroscopique per-opératoire avec des guides placés en extension afin de visualiser un éventuel conflit avec l'échancrure ; d'autres procèdent à la mesure empirique de la tension et de l'isométrie. Néanmoins les repères arthroscopiques sont éminemment variables, et parfois inappropriés, le contrôle fluoroscopique reste invasif et des approches conventionnelles trans-tibiales utilisant un guide « over the top » peut affecter le positionnement du tunnel fémoral ou tibial ; ainsi le tunnel fémoral peut être trop antérieur et vertical, alors que le tunnel tibial serait trop postérieur (5).

La navigation chirurgicale du ligament croisé antérieur est la seule procédure permettant de situer de façon idéale les tunnels fémoraux et tibiaux.

Non seulement les cartes anatomiques de ce bon positionnement sont visibles, mais ils prennent en compte également l'isométrie et le potentiel de conflit avec l'échancrure. Le chirurgien navigue en permanence et en temps réel entre la vision arthroscopique et la vision virtuelle dont il peut contrôler la précision qui est infra millimétrique. Le choix des tunnels est ainsi contrôlé au mieux, ce qui permet d'optimiser un placement du greffon adapté à l'anatomie individuelle de chaque genou.

Le système Praxim de navigation chirurgicale du ligament croisé antérieur : Historique

Le but de la reconstruction ligamentaire du LCA est de restaurer une stabilité ainsi qu'une fonction normale du genou s'adressant en général à une population jeune et active.

Depuis 1993 date de création du système ligamentaire Praxim par R Julliard (8) le développement s'est fait vers :

a) L'amélioration de la fonction du genou avec une augmentation de la précision des mesures de la cinématique
b) des procédures d'acquisition et d'enregistrement sans imagerie pré ou per opératoire (sans risque d'exposition aux radiations du patient ou du chirurgien)
c) l'obtention d'un procédé fiable et facile d'utilisation en pratique clinique quotidienne.

Le système ne nécessite aucune imagerie pré ou per-opératoire (fluoroscopie, scanner, radiographie, IRM, tomodensitométrie) ; il est ubiquitaire et compatible avec tous les procédés techniques de reconstruction ligamentaire et d'instrumentation.

Cette technique unique de navigation sans imagerie du LCA a été développée et utilisée pour la 1e fois en 1993 par R. Julliard (8) puis rapporté par V. Dessenne et al. en 1995 (3).

3 critères sont pris en compte pour optimiser le placement de la greffe :

1) L'anatomie de l'articulation
2) L'isométrie du ligament
3) Le conflit avec l'échancrure

Les développements ultérieurs ont permis d'acquérir la laximétrie per-opératoire (1). Un véritable modèle ligamentaire tridimensionnel permet de simuler le comportement ligamentaire.

Ce système est ainsi devenu un outil indispensable, afin de comprendre et d'améliorer le traitement des laxités du genou (10,11).

Méthodes

Description du système

Le système Praxim est un système sans acquisition d'image pré ou per opératoire, qui utilise la technologie du «Bone morphing ».

Ce système est une aide à la chirurgie ligamentaire arthroscopique.

Il inclut :

- Une station,
- Un set extrêmement simplifié d'instruments
- Un logiciel d'installation spécifique.

Station et instruments

La station Praxim surgétique est un système de plateforme ouverte indépendante de toutes les compagnies chirurgicales. Il a reçu l'agrément français et européen, et a déjà aidé à réaliser plus de 10000 implantations chirurgicales.

Cette application LCA est supportée par la station Praxim Nano station et de fait, permet de s'intégrer à une plateforme digitale opératoire, plaçant les différents éléments dans la salle opératoire : arthroscopie, vidéo, navigation , fluoroscopie... Optimisant ainsi l'ergonomie. Un système de caméra infrarouge repère les données.

Aucun autre outil n'est nécessaire ; les chirurgiens restant à tous moments libres de l'action, appuyant sur une pédale bleue pour avancer, et une pédale jaune pour revenir en arrière, selon un protocole linéaire.

Un écran tactile situé sur la station permet de rentrer les données démographiques du patient, et de sélectionner les différentes options, avant de commencer l'intervention:

a) Chirurgie ligamentaire de première intention
b) Chirurgie de reprise
c) Choix de la technique
   - Reconstruction à 1 faisceau
   - Reconstruction anatomique
   - Plastie extra-articulaire associée médiale ou latérale
d) Options de testing des laxités.

Toutes ces données seront enregistrées sur un CD-ROM.

L'instrumentation comprend 6 corps rigides (ou marqueurs de référence). Ces marqueurs sont sans fil et ont des formes facilement identifiables. Ils sont repérés par le système de localisation optique infra rouge. L'ensemble de ces éléments est intégré dans la procédure technique chirurgicale habituelle. Au début de la procédure d'acquisition, ces différents instruments sont calibrés et repérés dans l'espace.

Logiciel de reconstruction ligamentaire

Le choix du positionnement du tunnel fémoral n'est pas universel. Pour beaucoup, ce tunnel doit être placé à la partie postérieure la plus haute, proche de la zone dite « over top », loin donc du centre de l'attache anatomique du ligament croisé antérieur. Il est pourtant communément admis que le but de la reconstruction du ligament croisé antérieur est de stabiliser le genou en obtenant une bonne correction isométrique et l'absence de conflit du greffon avec l'échancrure.

- L'isométrie est définie comme la variation maximale de distance calculée à partir des attaches tibiales et fémorales, données acquises durant la cinématique du genou. Le profil anisométrique est la courbe de cette distance tracée entre l'extension et la flexion. Un profil décroissant témoigne d'un ligament tendu en extension, et détendu en flexion.
- Le conflit est défini comme le contact entre la greffe et l'échancrure en extension. S'il y a conflit, un modèle de reconstruction tridimensionnel simule la pénétration de la greffe dans l'échancrure, ainsi que sa profondeur.

Ce logiciel LCA utilise la technologie du « Bone morphing » pour reconstruire l'anatomie exacte du patient en 3 dimensions. Le modèle de reconstruction ligamentaire est construit en temps réel, il est déformable.

Ce logiciel évalue un conflit éventuel entre la greffe et l'échancrure ; il permet de construire la courbe d'anisométrie donnant ainsi au chirurgien la possibilité d'optimiser le placement des tunnels.

Protocole chirurgical

Ce protocole pour la reconstruction ligamentaire du LCA a été conçu à partir de la pratique chirurgicale ligamentaire. Il est conçu pour être intégré aux différents procédés techniques et instrumentaux.

Installation

La station de navigation est placée à côté de la colonne d'arthroscopie, permettant ainsi au chirurgien de visualiser les 2 écrans de façon simultanée.

Il est important de laisser libre le champ de vision des différents marqueurs (visibilité vérifiée lors des mouvements du genou). (fig. 1)

Une fois le drapping réalisé, le chirurgien installe des corps rigides sur le tibia et le fémur. Le chirurgien procède au temps de prélèvement et préparation de la greffe ainsi qu'au temps arthroscopique.

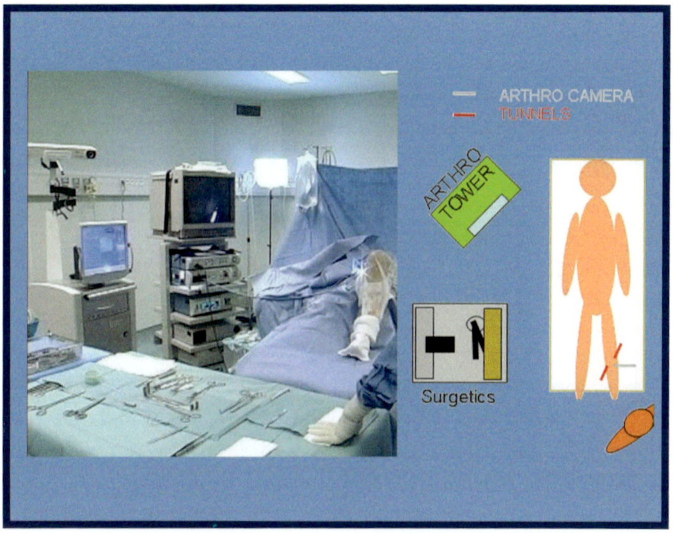

Figure 1 : Installation classique. Les corps rigides et les outils de navigation doivent toujours être visibles

Acquisition des données

Points anatomiques

Ces différents points sont enregistrés sous arthroscopie et en per cutané (fig. 2) :

- centre de cheville : enregistrement du point malléolaire interne, de la malléole médiale et de la malléole latérale,
- épines tibiales latérale et médiale,
- plateau tibial médial et latéral,
- point antérieur situé au niveau du ligament inter méniscal (pivot shift).

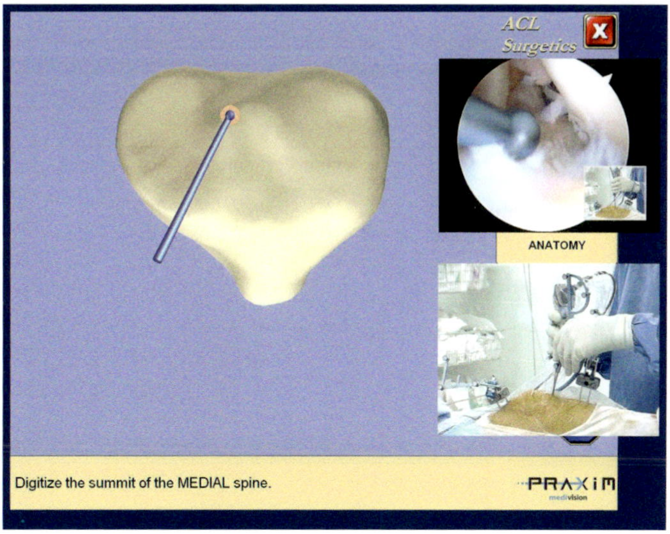

Figure 2 : Enregistrement sous arthroscopie des repères anatomiques

Acquisition de la cinématique

Un mouvement de flexion est réalisé permettant d'enregistrer les différentes données à partir des marqueurs fémoraux et tibiaux. Ces données permettent de calculer l'anisométrie et d'en déduire le profil du greffon. Au cours de cet enregistrement, il est impératif de ne pas reproduire un tiroir antérieur.

S'il le souhaite, le chirurgien peut enregistrer le centre de la tête fémorale, en réalisant des mouvements de circumduction (12).

Reconstruction anatomique tridimensionnelle

Le « Bone morphing » consiste en l'acquisition des données issues du patient, permettant ainsi de déformer un modèle statistique, sans utilisation de l'enregistrement à base fluoroscopique ou scannographique. Quelques centaines de points sont ainsi acquis très rapidement par le chirurgien qui balaye les surfaces souhaitées. Le modèle statistique utilisant un algorithme 3D-3D peut être déformé et s'approcher au plus près du modèle osseux réaliste (4). Le chirurgien vérifie la précision de son enregistrement (infra-millimétrique). L'échancrure fémorale et la surface inter spinale sont reconstruites. Une modélisation tridimensionnelle du genou la plus réaliste possible et adaptée à chaque patient est ainsi reproduite (fig. 2).

Évaluation de la stabilité pré et post opératoire

S'il existe un certain nombre d'examens cliniques pouvant évaluer l'instabilité du genou, aucun test ne permet de quantifier de façon formelle cette laxité. Ce logiciel permet d'établir une véritable cartographie ligamentaire du genou en évaluant les laxités habituellement recherchées (fig. 3, 3 bis, 3 ter) :

- tiroir antérieur,
- laxité en varus et valgus,
- test de Lachmann,
- pivot shift test,
- laxités rotatoires.

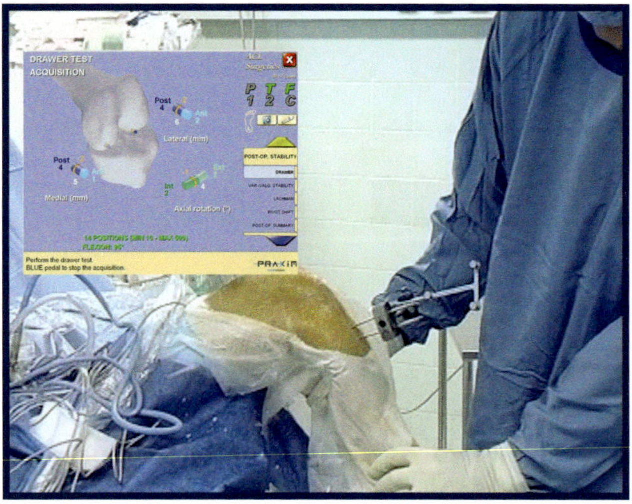

Figure 3 : Réalisation des tests dynamiques

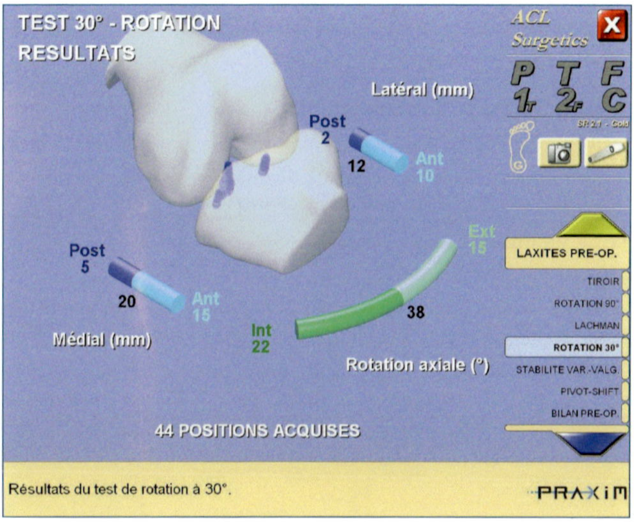

Figure 3 bis : Valeurs maximum en rotation recherchées en pré opératoire : Outil décisionnel.

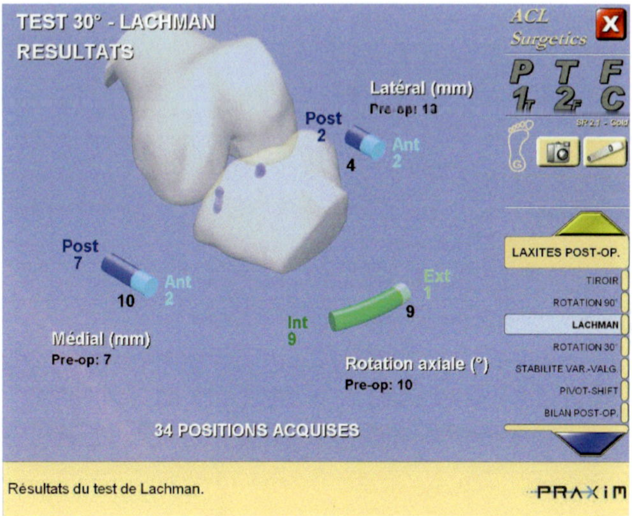

Figure 3 ter : Affichage des valeurs de laxité après fixation de la greffe : tiroir antérieur à 30° de flexion : Les valeurs pré greffe s'affichent.

Ces tests peuvent être réalisés à tout moment de l'intervention. Ils permettent de quantifier la laxité avant de décider le geste opératoire et ainsi de guider le chirurgien dans son choix technique. Pour chaque test les repères acquis précédemment permettent de déterminer la rotation et la translation des compartiments médiaux et latéraux. Le système guide le chirurgien dans la réalisation de chaque test en reproduisant le modèle anatomique tridimensionnel en temps réel, tout au long de l'acquisition laximétrique entre l'extension et la flexion. Les différents points sont mesurés par leur déplacement, et quantifiés dans les 3 directions de l'espace. À la fin de cette acquisition de la laximétrie, un écran permet de résumer l'ensemble des résultats, résultats exprimés dans les 3 plans de l'espace, à 0°, 30° et 90° de flexion (1,2).

Planning interactif et navigation (fig. 4 et 5)

Références anatomiques

Les repères radiologiques de positionnement des tunnels sont bien connus et leur position est définie par rapport aux différents repères tels que la ligne de Blumensaats, la ligne d'over the top, et les épines tibiales. Le choix du tunnel tibial est guidé d'une part par le repère des épines, mais aussi par la projection de l'échancrure fémorale sur le tibia, en direction de la ligne de Blumensaats. Ce logiciel en permettant de visualiser cette projection autorise en toute sécurité un placement optimum au niveau du tibia, le plus antérieur possible, corrigeant au mieux le tiroir antérieur et sans conflit. Pour le tunnel fémoral le repérage de la ligne « over the top » autorise le chirurgien à réaliser un compromis entre un positionnement du tunnel fémoral anatomique et isométrique.

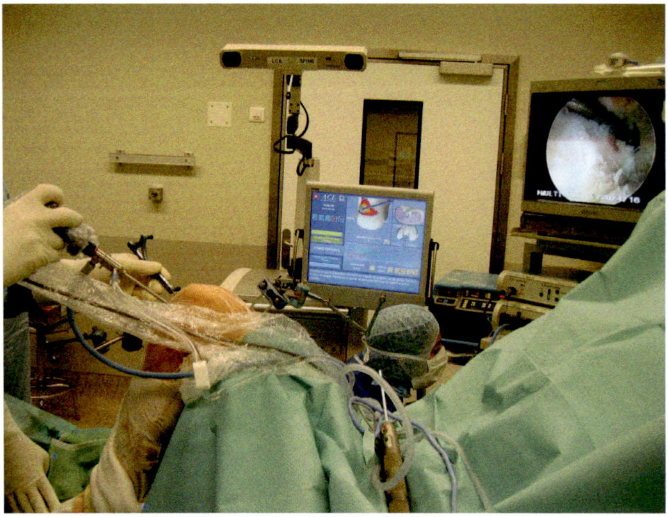

Figure 4 : Navigation du genou : L'outil palpe et repère dans l'espace n'importe quel point. L'opérateur a en permanence un 3° œil sur l'écran de navigation.

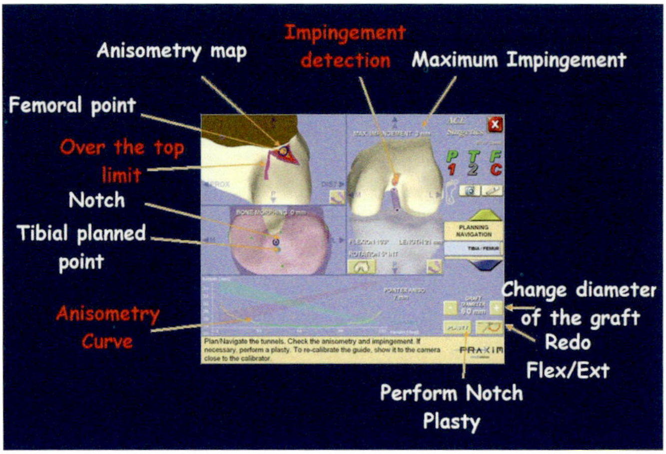

Figure 5 : Ensemble des outils affichés à l'écran et non visibles en arthroscopie.

Simulation de la greffe et du conflit avec l'échancrure

Une simulation tri dimensionnelle de la greffe a été élaborée grâce à l'intégration d'un algorithme au système. Un modèle déformable est calculé et représenté en temps réel : Positionnement de la greffe et mise en évidence de l'enveloppe fémorale de l'échancrure. Les points d'ancrage sont également visualisés. Cette simulation est basée sur un critère d'énergie non linéaire, et une cartographie permet de guider le chirurgien dans l'appréciation des conflits avec l'échancrure. L'intensité de ce conflit est évaluée et visualisée de façon dynamique à tous les temps de flexion et d'extension du genou. Une zone rouge apparaît sur la surface fémorale et révèle la présence d'un conflit potentiel entre le greffon virtuel et l'échancrure. Le chirurgien peut ainsi réaliser une plastie de l'échancrure puis refaire les acquisitions afin d'évaluer l'efficacité de son geste (fig. 5).

Description du profil anisométrique de la greffe (fig. 6)

L'anisométrie est globalement définie par la variation maximale de la longueur des fibres du greffon durant la flexion et l'extension du genou. Une cartographie colorée de l'isométrie s'affiche à l'écran. Les zones correspondant au minimum d'anisométrie sont colorées en vert, et les valeurs maximales sont colorées en rouge.

En déplaçant le palpeur sur la surface de l'os, le point d'insertion potentiel de la greffe apparaît sous forme d'un cercle ; le chirurgien peut ainsi visualiser en même temps l'anisométrie de la fibre antérieure et postérieure du greffon.

Pour un couple donné de points choisi fémoral et tibial, sélectionnés par le chirurgien, la courbe de l'anisométrie est représentée, définissant le profil du comportement biomécanique de la greffe. Un profil favorable caractérise une fibre qui est tendue en extension, et se détend pendant la flexion, tandis qu'un profil non favorable caractérise un greffon qui se tend en flexion.

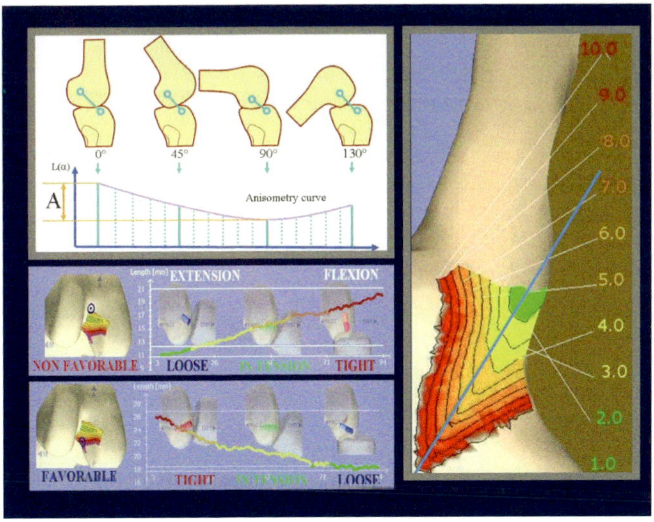

Figure 6 : Courbes d'anisométrie : Un positionnement du tunnel fémoral en avant de la ligne de transition (trop antérieur) aura pour conséquence une mise en tension de la greffe en flexion. Cela représente une des causes les plus fréquentes d'erreurs de placement source d'échecs de la plastie.

Optimisation de la stratégie

Une stratégie potentielle consiste en :

1) Choisir un point sur le tibia qui respecte les références anatomiques données par le système et évite le conflit avec l'échancrure
2) Le système établit une cartographie fémorale
3) Choisir un point fémoral en une zone d'anisométrie favorable
4) Tester le flexion et l'extension du genou et en fonction de la visualisation ou non d'un conflit avec l'échancrure le chirurgien ajuste le point tibial.

D'autres stratégies peuvent êtres employés en particulier en cas de reconstruction anatomique à 4 tunnels.

Navigation des tunnels (fig. 7, fig. 8)

Il existe autant de procédures chirurgicales de réalisation des tunnels que de méthodes de fixation de la greffe. L'outil de navigation permet de s'adapter à toutes ces exigences. Il s'agit d'un système extrêmement flexible, interactif, et également intuitif pour le chirurgien. Des marqueurs sont placés sur les guides tibial et fémoral ou sur le moteur (un seul guide est alors suffisant). Le chirurgien voit à l'écran en temps réel le point d'émergence articulaire. Il suffit alors au chirurgien d'atteindre le point souhaité, à l'aide de son système conventionnel. Une opération similaire est réalisée pour le tunnel fémoral : le chirurgien peut ainsi réaliser ce tunnel soit par voie arthroscopique portale antéro médiale, soit par voie trans-tibiale, soit de dehors en dedans. Une fois la greffe fixée le chirurgien peut palper un couple de fibre et visualiser en temps réel, non seulement le comportement isométrique de ce couple de points, mais également un éventuel conflit avec l'échancrure et ainsi réaliser une plastie si nécessaire.

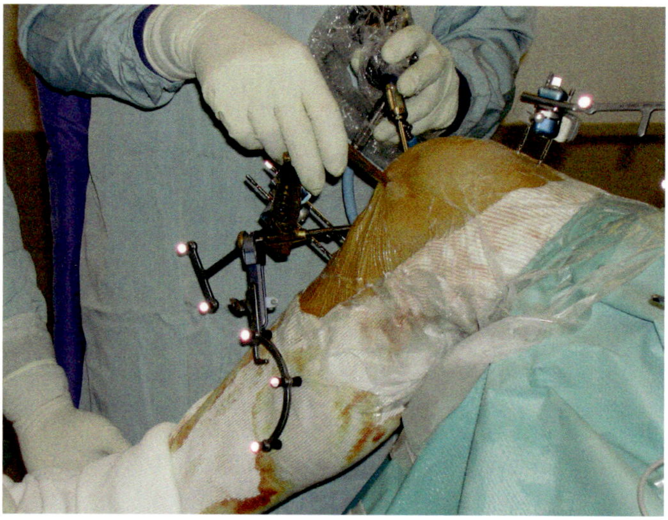

Figure 7 : Mise en place du guide de visée tibiale naviguée.

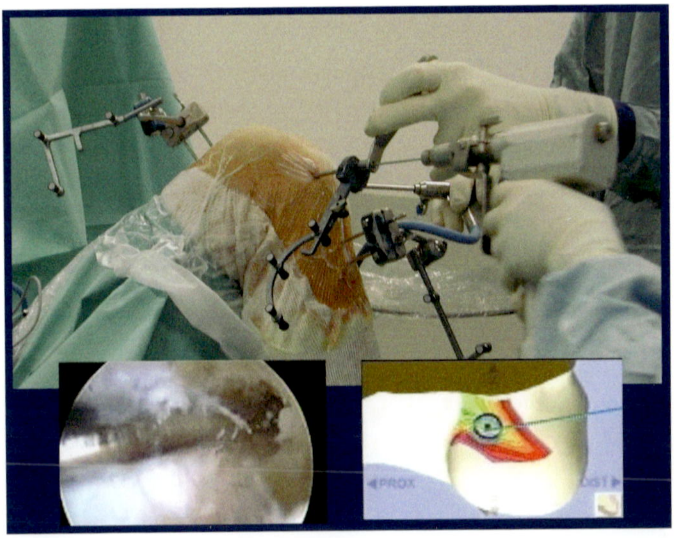

Figure 8 : Guide de visée fémoral et navigation du tunnel fémoral.

Applications (fig. 9)

Quatre grandes applications sont retenues et actuellement à la disposition du chirurgien.

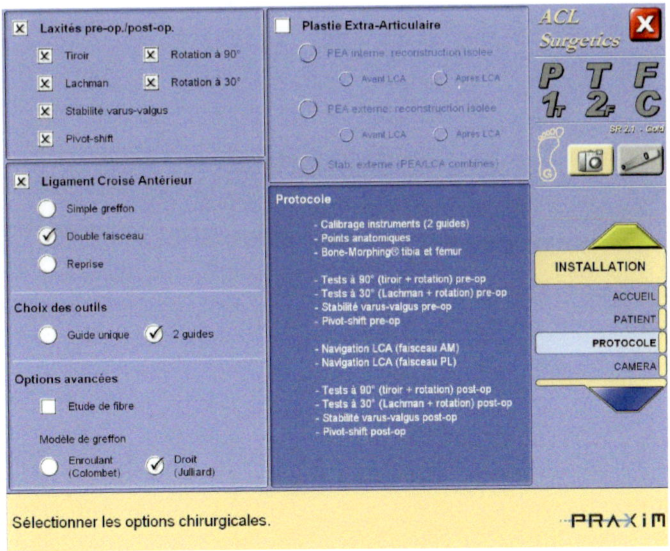

Figure 9 : Ecran décisionnel créant un véritable « menu à la carte ».

Greffe à un faisceau de première intention (fig. 10) :

C'est l'application du protocole définissant le positionnement d'un seul tunnel tibial et d'un tunnel fémoral.

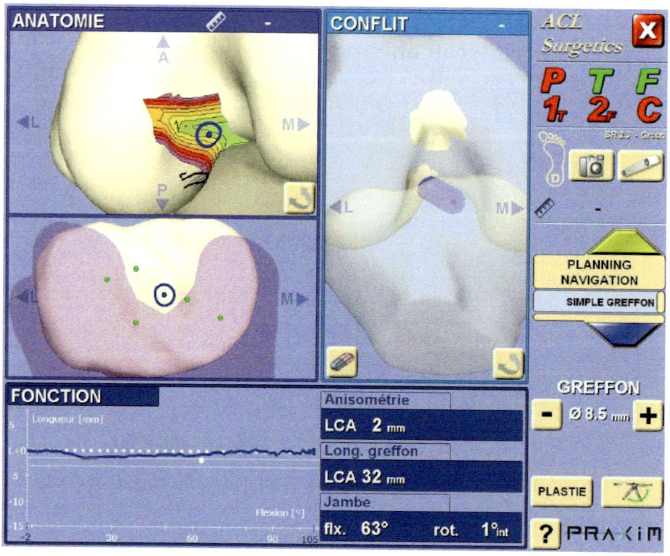

Figure 10 : Mise à disposition de l'opérateur des 3 outils informatiques :
– projection de la ligne de conflit avec l'échancrure permettant d'ajuster au mieux et à coup sur le tunnel tibial,
– cartographie fémorale des valeurs d'isométrie : Le chirurgien optimise la visée du tunnel fémoral,
– en s'aidant du contrôle de la courbe d'anisométrie qui doit toujours être favorable.

Reconstruction anatomique du ligament croisé antérieur (fig. 11 et 12) :

L'originalité de cette application consiste à naviguer successivement :

a) le faisceau antéro-médial,
b) le faisceau postéro-latéral.

La procédure consiste à débuter par l'enregistrement du faisceau antéro-médial. La procédure habituelle est alors appliquée. Le faisceau postéro-latéral est ensuite choisi en naviguant avec les outils de visée tibiale et fémorale. Le chirurgien peut disposer à tous moment d'une véritable cartographie à la fois sur la surface tibiale, et à la fois sur la surface fémorale. Il peut ainsi soit utiliser les ancillaires conventionnels de reconstruction anatomique, soit visualiser ces points à la demande. Il peut également à tous moment, inverser la navigation des 2 faisceaux.

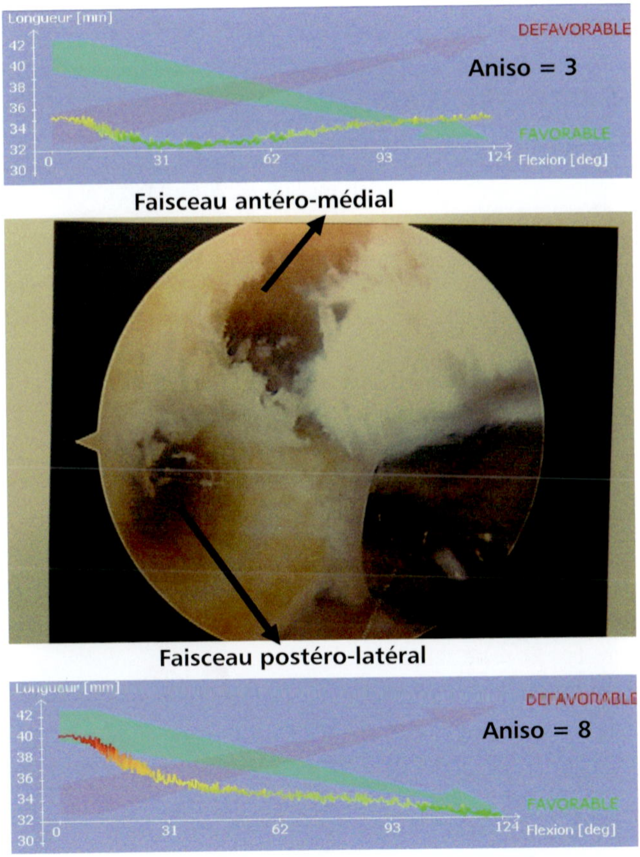

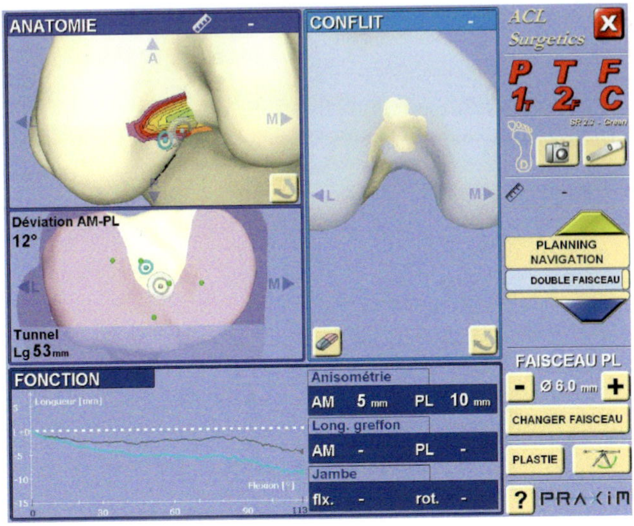

Figures 11 et 12 : Choix d'une reconstruction anatomique :
– Le faisceau antéro médial a un comportement presque isométrique et sa courbe est horizontale.
– Le faiseau postéro latéral est situé plus en avant et en distalité : Sa courbe d'anisométrie est favorable avec un greffon qui se détend en flexion.

Chirurgie de révision (fig. 13) :

De la même façon, le protocole permet d'enregistrer les tunnels de l'ancienne greffe.

Le chirurgien peut ainsi contrôler le bon positionnement des tunnels tibiaux et fémoraux, et en déduire l'éventuelle correction.

- Au niveau du tibia, le conflit avec l'échancrure est ainsi établi; le chirurgien peut corriger le positionnement de ce tunnel sans aucune difficulté.
- Au niveau fémoral, la cartographie permet de constater si l'ancien greffon a un bon profil de son anisométrie: anisométrie favorable. Dans les cas où l'anisométrie est défavorable, le chirurgien choisit le nouveau tunnel fémoral dans la zone d'anisométrie favorable. Cet outil est le seul permettant de faire le diagnostic de mauvais positionnement du greffon, et d'établir ainsi la correction souhaitée (fig. 6).

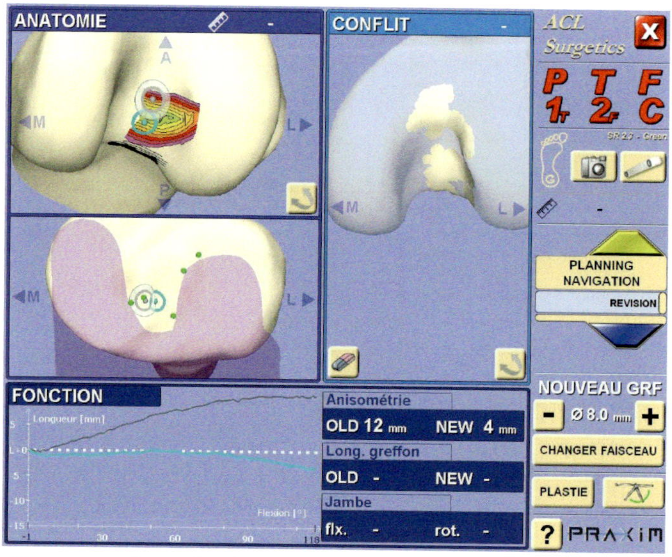

Figure 13 : Dans ce cas de reprise, l'écran visualise un mauvais positionnement fémoral de l'ancienne greffe, trop en avant et avec une courbe d'anisométrie défavorable. Il peut très facilement repérer la zone correcte et adapter sa stratégie à la réalisation d'un nouveau tunnel.

Plastie extra-articulaire (fig. 14) :

Une procédure spécifique à ce logiciel permet de réaliser une cartographie de l'isométrie des compartiments médiaux et/ou latéraux du genou. L'étude de la laximétrie pré-opératoire est un élément décisionnel fondamental, d'adjoindre ou non, une plastie extra-articulaire à la reconstruction intra-articulaire. Si l'option est de réaliser une plastie extra-articulaire, le chirurgien a le choix de coupler le point de sortie du tunnel fémoral avec le point de retour extra-articulaire tibial (plastie dite mixte).Il peut aussi dissocier les plasties (plastie extra articulaire isolée); il réalisera alors une véritable cartographie sur la surface fémorale ou tibiale, à partir du point d'insertion de la greffe (fig. 7).

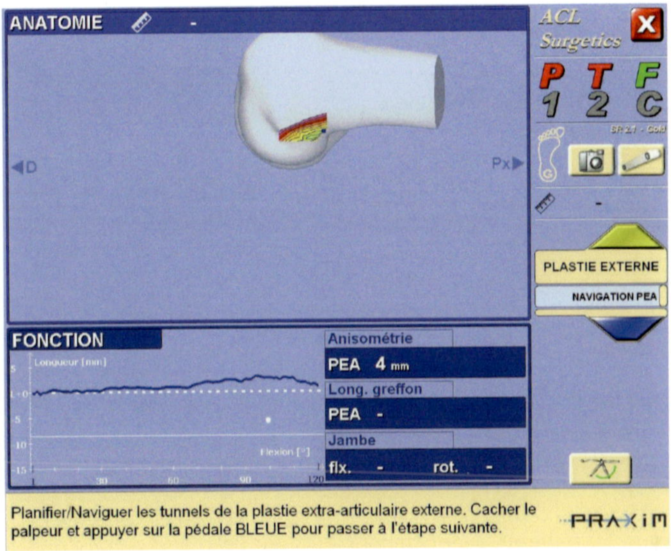

Figure 14

Expérience clinique

À ce jour plus de 500 reconstructions ligamentaires, utilisant ce système, ont été réalisées dans notre centre. Basé sur cette étude et notre propre expérience, nous avons comparé « in vivo », à propos d'un groupe de 96 patients, le placement des tunnels, réalisés soit de façon classique avec une instrumentation manuelle, soit avec le système de navigation.

Méthodes

La technique de reconstruction était constante : semi tendineux et droit interne (DIDT) fixé au niveau du tibia par une vis bio résorbable et au niveau du fémur par un endobouton. Les guides manuels étaient : guide tibial Acufex PCL related (Smith and Nephew, Andover, MA USA) et guide fémoral « In/ out ».

Le positionnement des tunnels donnés par l'ancillaire était d'abord choisi de façon aveugle par l'opérateur ; le logiciel de navigation enregistrait leur position. Les objectifs de placement étaient d'avancer au plus le tunnel tibial tout en évitant le conflit avec l'échancrure, et de minimiser au maximum l'anisométrie avec une courbe favorable.

Résultats

Le temps opératoire est augmenté de 17 minutes en moyenne (10-30) ; aucune complication per ou post opératoire n'a été notée. Pour le tibia, la sélection du tunnel, proposée par l'instrumentation manuelle, était dans tous les cas trop postérieure. L'utilisation du système navigué a permis de modifier le positionnement du tunnel tibial en l'avançant et le médialisant. Ces modifications ont été possibles dans tous les cas grâce à la visualisation de la projection de l'échancrure sur le tibia, et ainsi d'éviter tout conflit. Pour le fémur, l'instrumentation manuelle a proposé une bonne position avec une bonne anisométrie dans 60 % des cas et une courbe favorable dans 85 % des cas. L'opérateur a changé la position initiale, proposée par l'instrumentation manuelle, dans 40 % des cas, évitant 15 % de mauvais positionnement du tunnel fémoral.

Ainsi, ce système a permis d'optimiser constamment le placement du tunnel tibial de façon la plus antérieure possible, augmentant la stabilité antérieure du genou. Les outils de navigation ont été utiles dans 40 % des cas pour le positionnement du tunnel fémoral. (9,10).

Étude clinique à propos de 30 cas de chirurgie de révision

L'utilité clinique du système de navigation a été également évaluée pour les procédures de révision des reconstructions ligamentaires du LCA.

Méthodes

L'étude a inclus 30 patients ayant bénéficié d'une première reconstruction ligamentaire (2 ligaments synthétiques, 17 DIDT, 11 Kenneth John [KJ]). Ils présentaient une laxité importante témoignant de l'échec de la plastie. La chirurgie de reprise a consisté en la réalisation de 13 plasties au DIDT à 4 faisceaux et 17 reconstructions au ligament rotulien type Kenneth Jones.

La position des tunnels tibiaux et fémoraux a été analysée et enregistrée grâce au système de navigation : la courbe d'anisométrie de la plastie initiale a été enregistrée par ordinateur. L'opérateur a ensuite reconstruit le ligament croisé suivant les standards de la navigation.

Résultats

Pour 20 genoux, les auteurs ont rapporté un mauvais positionnement des tunnels (68 % des cas). 8 tunnels tibiaux étaient trop antérieurs, avec un conflit avec l'échancrure ;10 tunnels tibiaux étaient trop postérieurs avec une anisométrie supérieure à 8 mm et seulement 12 tunnels étaient placés correctement. Dans 60 % des cas (18 genoux) la courbe d'anisométrie était défavorable, due à un mauvais positionnement du tunnel fémoral (fig. 6).

Discussion

La difficulté habituelle de reprise ligamentaire apparaît dans l'analyse de l'échec et la réalisation des nouveaux tunnels. Ce système de navigation nous autorise à comprendre les raisons de l'échec et d'éviter de reproduire un mauvais positionnement des nouveaux tunnels. Le système de navigation Praxim est ainsi devenu un outil indispensable dans cette application. Il permet également une justification médico-légale. Associé à l'outil de navigation le chirurgien peut choisir parmi la grande panoplie des ancillaires et systèmes de fixation le procédé le plus adéquat ce qui nous a permis de simplifier grandement cette chirurgie de révision.

Discussion et conclusion

La reconstruction ligamentaire du LCA est un traitement de choix pour les patients jeunes et actifs, présentant une déficience de ce ligament ainsi que des symptômes d'instabilité. Les procédés de réparation sont largement validés, mais avec un taux estimé d'échec relativement élevé, compris entre 10 % et 20 %. Ceci conduit les recherches cliniques à se tourner vers des techniques de reconstruction plus élaborées de type reconstruction anatomique.

Les raisons de ces échecs peuvent être associées à l'inadéquation entre la capacité du chirurgien à reconstruire de façon anatomique et isométrique, les faisceaux du LCA, et de restaurer une cinématique normale du genou.

La navigation chirurgicale permet non seulement de choisir le bon positionnement des greffons, mais aussi visualise en temps réel la laximétrie multidimensionnelle du genou, en proposant un véritable échange interactif, entre le testing per opératoire et un écran où les valeurs de laxité peuvent s'afficher (7).

Il autorise également le chirurgien à contrôler l'efficacité de sa reconstruction ligamentaire, en affichant ces mêmes valeurs, une fois le ou les greffons fixés.

À l'heure actuelle naviguer la chirurgie ligamentaire du genou permet d'évaluer en temps réel l'aspect dynamique de la cinématique et la stabilité du genou.

Ceci autorise le chirurgien à proposer une chirurgie de reconstruction ligamentaire dite « à la carte », pouvant associer plusieurs techniques :

- chirurgie à un faisceau,
- chirurgie de reconstruction anatomique,
- chirurgie de reprise,
- plastie extra-articulaire associée ou non à la plastie intra-articulaire..

REMERCIEMENTS

Les auteurs remercient Carine Granchi,Stéphane Lavallée, les Drs Mikael Kirchmeier et Philippe Colombet et le Pr Philippe Merloz pour leur contribution aux travaux présentés dans ce chapitre.

RÉFÉRENCES

1. COLOMBET P, ALLARD M (2004) Computer-assisted surgery of the anterior cruciate ligament. *Rev Chir Orthop Reparatrice Appar Mot* 90 : 3S21-28.

2. COLOMBET P, ALLARD M, GRANCHI C, PLASKOS C, LAVALLÉE S (2005) Anterior Cruciate Ligament Reconstruction using knee joint laxity measurements and bendable ligament model. In CAOS Annual Meeting Helsinski Finland.

3. DESSENNE V, LAVALLÉE S, JULLIARD R, ORTI R, MARTELLI S, CINQUIN P (1995), Computer-assisted knee anterior cruciate ligament reconstruction : first clinical tests. *J Image guid surg* 1:59-64.

4. FLEUTE M (2001) Shape reconstruction for computer-assisted surgery based on non-rigid registration of statistical models with intraoperative point data and X-ray images. TIMC IMAG Laboratory.

5. HARNER CD, (2005) Controversies in ACL Surgery. AOSSM 2005 Annual Meeting, Keystone, CO.

6. HARNER CD, GIFFIN JR, DUNTEMAN RC, ANNUNZIATA CC, FRIEDMAN MJ (2001) Evaluation and treatment of recurrent instability after anterior cruciate ligament reconstruction. *Instr Course Lect* 50 : 463-474.

7. LANGLOTZ F (2004) potential pitfalls of computer aided orthopaedic surgery. *Injury* 35 (Suppl 1) : S-A17-23.

8. LAVALLÉE S, JULLIARD R, ORTI R, CINQUIN P, CARPENTIER E (1993) Anterior Cruciate Ligament reconstruction : computer assisted determination of the most isometric femoral attachment point. *Orthop Traumatol* 3:87-92.

9. MENETREY J, SUVA D, GENOUD P, SATI M, FRITSCHY D, HOFFMEYER P (2000) Validation de différents guides de visée utilisés dans la reconstruction du LCA par le système CAOS. Communication. Congrès de la société Française d'Arthroscopie, Annecy.

10. PLAWESKI S, CAZAL J, ROSELL P, MERLOZ P (2006) Anterior cruciate ligament reconstruction using navigation : a comparative study on 60 patients. *Am J Sports Med* 34(4):542-552.

11. SOLOMON D, PEARLE A, LENHOFF M, GRANCHI C, WICKIEWICZ T, WARREN R (2006) Evaluation of coupled knee motions and force on the ACL with varus loading in posterolateral corner deficient knees. ORS 52nd Annual Meeting, Chicago.

12. STINDEL E, GIL D, BRIARD JL, MERLOZ P, DUBRANA F, LEFEVRE C (2006) Detection of the center of the hip joint in computer-assisted surgery : an evaluation studyof the Surgetics algorithm. *Comput Aided Surg* 10(3):133-139.

13. WIRTH CJ, KOHN D (1996) Revision anterior cruciate ligament surgery : experience from Germany. *Clin Orthop Relat Res* 325:110-115.

14. JULLIARD R, CINQUIN PH., LAVALLEE S., La surgétique du ligament croisé antérieur. La navigation sans imagerie. *Revue Chirurgie Orthopédique*, 2002, 88, pp 1S88-1S90.

15. FLEUTE M, LAVALLEE S, JULLIARD R. Incorporating a statistically based shape model into a system for computer-assisted anterior cruciate ligament surgery. *Méd image Anal.* 1999 sep;3(3):209-22.

16. JULLIARD R., LAVALLEE S., DESSENNE V., Computer Assisted Anterior Cruciate Ligament reconstruction. *Clinical Orthopaedics and Related Research,* (354):57-64, September 1998.

17. DESSENNE V., LAVALLEE S., ORTI R., JULLIARD R., MARTELLI S., CINQUIN P., Computer assisted knee anterior cruciate ligament reconstruction : first clinical tests. *J. of Image Guided Surgery,* 1(1):59-64, 1995.

18. JULLIARD R., PLAWESKI S., LAVALLEE S., ACL Surgetics : an efficient Computer-assisted technique for ACL reconstruction. In navigation and robotics in total joint and spine surgery. Springer edit 2003. Chapitre 57. P 405-411.

LouisJean Imprimeur - Dépôt légal : 556 - Septembre 2008